GUÉRIR ET MIEUX SOIGNER

Pascal Hammel

Guérir et mieux soigner

Un médecin à l'école de la maladie

Chronique d'un cancer

Fayard

ISBN : 978-2-213-63650-4

Je dédie ce livre à celles et ceux qui se battent contre une maladie grave, et à ceux qui les entourent et les soignent.

INTRODUCTION

« La santé, pour l'homme, est une chose naturelle, la maladie une chose antinaturelle. Le corps en jouit aussi naturellement que le poumon jouit de l'air et l'œil de la lumière. La santé vit et croît silencieusement en l'homme en même temps que le sentiment général de la vie. La maladie, au contraire, s'introduit subitement en lui comme une étrangère, se rue à l'improviste sur l'âme effrayée et agite en elle une foule de questions. »

S. ZWEIG (*La Guérison par l'esprit*).

Le médecin qui soigne des personnes atteintes de cancer n'en est pas pour autant protégé. Chacun le conçoit parfaitement. Il n'empêche, la pensée magique de l'inconscient collectif prête volontiers au praticien une sorte d'immunité : lui qui connaît si bien la maladie, n'est-il pas plus à même de s'en défendre ?

Comme à tout soignant confronté depuis des années et à longueur de journée aux soucis de santé de ses malades, il a pu m'arriver de ressentir parfois d'erratiques bouffées hypocondriaques, vite dissipées.

Mais, honnêtement, jamais je n'avais envisagé l'histoire qui allait m'arriver. Pourquoi l'aurais-je fait, d'ailleurs ? À quarante-cinq ans, en pleine activité, on a d'autres fantasmes à fouetter.

Il va cependant m'être imposé de vivre cet apparent paradoxe : le médecin qui tombe malade, l'arroseur arrosé. Et se trouve affecté justement par une maladie qu'il soigne tous les jours dans l'exercice de son métier : le cancer.

Je devrai tout d'abord transcender les souffrances et les incertitudes inhérentes à cette rencontre inattendue pour, ensuite, saisir l'occasion particulière qui m'est offerte d'observer *de l'intérieur* ce qu'est la maladie grave, et, au travers du prisme d'une affection réputée inquiétante, d'éclairer mon rapport à la profession.

PREMIÈRE PARTIE

Traverser le pont

I

« Jusqu'ici, tout va bien ! »

1er mai 2004

Comme Mathieu Kassovitz le fait dire à un personnage de son film *La Haine* : jusqu'ici, tout va bien. Je rentre tout juste d'un congrès en Italie au cours duquel j'ai présenté un point de vue français du traitement des cancers du pancréas. Moments forts d'échanges avec des médecins et chirurgiens de tous pays qui luttent contre cette maladie grave.

Ce jour-là, ma femme Solange et moi, et nos quatre enfants – Élie (dix-sept ans), Gabriel (quinze ans), Jeanne (huit ans) et Colombe (six ans) –, nous recevons dans notre maison la famille Hammel : mes parents, mes cinq frères et sœurs, conjoints et descendants. Histoire de fêter symboliquement la fin d'une longue période de travaux de rénovation de notre pavillon. Nous sommes une quarantaine. Plaisir des retrouvailles, de voir tous les enfants qui grandissent, et le bonheur de leurs parents et grands-parents. Une famille qui a connu beaucoup d'aventures.

La veille de cette fête, je m'étais offert une grande balade à vélo dans la forêt de Meudon. J'ai toujours aimé le sport. Pour le bien-être qu'il procure (*via* les endorphines) ou les émotions (*via* l'adrénaline). Un des meilleurs contrepoids que je connaisse à mes responsabilités de médecin et de père de famille. Je ne suis pas alcoolo-tabagique, même si je ne connais rien de plus efficace qu'un petit apéritif de temps en temps pour déconnecter, après une journée chargée de travail et d'émotions parfois douloureuses vécues dans mon service à l'hôpital. Je mène une vie saine, en somme. Pourtant, ce n'est pas une assurance tous risques. La preuve.

Tout commence cette nuit-là. Je suis réveillé par des douleurs dans le ventre. Profondes, difficiles à localiser, que je n'ai jamais encore ressenties. S'ensuit une vague ébauche de raisonnement médical, un peu foireux, l'esprit embrumé. Normal, il est quatre heures du matin. Intoxication alimentaire ? Gastro-entérite qui se prépare ? Je reste assis une partie de la nuit, car la position allongée aggrave les douleurs. J'ai déjà eu des épisodes agaçants de remontées acides, appelées reflux gastro-œsophagiens par tout bon gastroentérologue qui se respecte, mais cette fois, c'est autre chose. Plus diffus, plus bas. D'ailleurs, le Gaviscon et l'antisécrétoire que j'avale machinalement n'agissent pas.

Wait and see.

Je me rendors vers cinq heures du matin.

2 mai

Comme chaque lundi matin, c'est un jour de grosse consultation. Je me sens patraque, même si les douleurs ont fini par se calmer. Dans l'après-midi, j'encaisse l'agacement d'un malade qui fait toute une histoire, car la chambre qui lui était destinée était occupée par un autre patient hospitalisé en urgence dans la nuit. Situation courante, mais qu'aujourd'hui je ne supporte pas. J'ai une féroce envie de l'envoyer balader. Pensée réflexe, professionnelle : « Mets-toi à sa place, il est malade. Son agressivité est l'expression d'une angoisse, d'un malaise compréhensible. » Etc., zen, Pascal, zen.

À cet instant pourtant, je suis bien plus malade que lui. Mais je ne le sais pas encore.

Dans la soirée, avec peine, nous nous sommes débrouillés pour lui trouver un lit dans un autre service. Palabres. Refus. Je quitte l'hôpital vraiment énervé. J'ai manqué le dîner familial pour cela et, en plus, j'ai mal au crâne à cause de la mauvaise nuit précédente.

Je m'endors comme une masse. Dans la nuit, je suis à nouveau réveillé par les douleurs abdominales profondes. Je somatise toute cette agressivité, ou quoi ? J'avale quelques cachets qui me tombent sous la main. Chez nous, la pharmacie est presque vide. L'histoire des cordonniers mal chaussés ! Toujours pas d'effet. La douleur irradie fortement dans le dos. Bizarre.

4 mai

C'est décidé, sans joie : je vais passer un examen endoscopique de l'estomac. Je reste donc à jeun jusqu'à midi ce jour-là. Je quitte la blouse, et avale la pâte anesthésiante au goût framboisé de dentifrice pour gosses. Mon collègue Dermot s'y colle et me passe le tube dans la gorge. Berk ! Je sais que ce n'est pas évident d'examiner un ami.

L'examen est expédié en moins de cinq minutes. Il ne voit rien d'anormal et se fiche gentiment de moi, ce qui me rassure. S'agit-il d'un coup de pompe passager ? J'ai du mal à y croire. Je pressens que quelque chose d'inhabituel est en train de se produire. Je sais que des douleurs abdominales nocturnes de survenue récente ne doivent pas être prises à la légère : je l'enseigne à longueur d'année aux étudiants !

Je me fais donc faire une prise de sang en douce. Effectivement, les résultats de celle-ci révèlent des signes d'inflammation. Mais pourquoi ? Pas de fièvre, pas d'amaigrissement. C'est dur de raisonner sur soi, avec aussi peu d'éléments. Rien n'est suffisamment précis pour rentrer dans la case d'une affection facile à diagnostiquer.

Le médecin-malade est perplexe.

En attendant, il faut retourner bosser.

7 mai

Je suis attendu à midi dans un autre service de l'hôpital pour faire un topo, puis je dois me rendre à l'autre bout de Paris à une importante réunion de cancérologues au cours de laquelle je présenterai un projet d'essai thérapeutique qui me tient à cœur. Pour l'instant, je ne peux m'empêcher de penser que le week-end commence demain et je n'ai pas envie de rester dans cette incertitude. Un problème de vésicule biliaire ou de pancréas ? Un comble : il s'agit d'un de mes domaines d'expertise ! C'est peut-être pour cela que je n'y ai pas pensé... Je décide de faire un crochet par le service de radiologie.

J'aborde discrètement une collègue, un peu sur le mode du jeu : « N'aurais-tu pas le temps de me faire une petite échographie ? » Entre soignants, c'est une chose qui ne se refuse pas. Je dispose de vingt minutes avant ma présentation.

La situation me renvoie à mes années d'étudiant. Nous nous examinions – en tout bien tout honneur – pour apprendre l'auscultation cardiaque ou pulmonaire (d'ailleurs, seuls les garçons acceptaient de servir de cobaye !). L'impression de jouer au docteur, avant d'aller au combat de la vraie vie, dans une ambiance ludique, puisqu'on était supposé être *en bonne santé*...

Me voilà torse nu, allongé sur la table d'échographie, le ventre couvert de l'incontournable gel froid qui améliore la transmission des ondes du sonar médical. Situation insolite, plaisanteries un peu gênées des deux protagonistes. Puis un silence s'installe – court, mais qui me paraît interminable – que j'interprète comme une concentration renforcée de mon examinatrice.

Je perçois un vrai malaise et devine qu'elle a remarqué quelque chose d'anormal.

Le radiologue qui fait de l'échographie travaille en direct, sans filet. Il est souvent le premier à découvrir, à *matérialiser* la maladie par une image, à la rendre visible, intellectuellement déchiffrable. Pendant l'examen, le patient peut observer et traquer ses réactions, ses messages corporels, sa communication non verbale. La pratique de l'échographie requiert une bonne maîtrise émotionnelle dans les situations inattendues. *A fortiori* avec un collègue que l'on connaît bien !

Ma première pensée réflexe, paradoxale en apparence : « Au moins, je ne suis pas hypocondriaque et ne l'ai pas dérangée pour rien. » L'hôpital Beaujon est un temple de l'imagerie des maladies digestives. Marie-Pierre vient à la rescousse et pose sur l'écran de l'échographe un regard attentif. J'observe depuis des années, au cours de nos staffs hebdomadaires, ses lunettes de bonne élève scruter les images de scanners et autres I.R.M (imagerie par résonance magnétique). À ceci près qu'à cet instant c'est de moi qu'il s'agit.

Pincez-moi, je rêve.

Face à moi, elle garde sa rigueur et son honnêteté intellectuelle. Elle énonce posément et professionnellement les trois possibilités diagnostiques qui lui viennent à l'idée : tuberculose, autre infection ou lymphome (cancer des ganglions).

Elle me propose d'aller passer un scanner à l'heure du déjeuner.

Comme prévu, à midi, je fais le topo sur une affection appelée pancréatite auto-immune à mes collègues hépatologues. J'arrive à faire le vide, à oublier la préoccupation qui s'est insinuée dans mon esprit. Une communication orale en médecine, c'est toujours un moment un peu sacré. Un instant intense de transmission de savoir, un partage. Comme disait mon maître Jean-Pierre Benhamou, on doit toujours donner le meilleur de soi-même, que l'intervention se déroule dans une réunion intime d'une petite ville perdue ou au contraire sous les projecteurs d'un grand congrès très médiatisé. Question de respect de l'auditoire et d'honneur d'être sur l'estrade.

Ce n'est qu'au moment des questions qui suivent l'exposé que je sens mon anxiété croître progressivement. Je file dans la pièce du scanner. Étonnement des soignants, habitués à me voir en blouse derrière la console venir demander un examen en urgence pour un patient ou récupérer de précieuses informations d'imagerie.

Torse nu, Hammel. Seconde table d'examen. Il fait froid. Je traverse l'anneau gigantesque du scanner, digne de *Star Wars*, un peu surréaliste. Je m'en amuse.

Mais ce sera la dernière fois que je me prêterai à cet examen sans appréhension.

Car la vie peut basculer sous cet anneau, figure emblématique de la technologie médicale de pointe.

« Ne respirez plus » (petit bonhomme orange). « Respirez » (petit bonhomme vert). Injection intraveineuse du produit de contraste. Chaleur diffuse mais pas désagréable, surtout dans la gorge.

Verdict : présence de multiples ganglions de taille variée disséminés dans la partie supérieure de mon ventre (le mésentère, précisément). L'un d'entre eux est calcifié, ce qui fait pencher pour le diagnostic de tuberculose. Et surtout les douleurs nocturnes récentes sont expliquées : un gros ganglion s'est perforé dans le tube digestif.

Mais rien dans les poumons. Un peu bizarre – quoique possible – pour une tuberculose.

Je file voir mon collègue Bruno Fantin qui est professeur de médecine interne et maladies infectieuses. La spécialité qui intègre tous les organes, le *nec plus ultra* de la médecine hospitalière. Il se rend rapidement disponible malgré une discussion agitée avec un patient qui refuse de quitter son service.

Il m'examine méticuleusement, comme je ne l'avais jamais été de toute ma vie. Il n'y a plus de collègue à cet instant. Il agit comme avec un patient *lambda*. Il serait dangereux de vouloir sauter des étapes ou éviter des examens à un proche au prétexte qu'ils sont désagréables. D'ailleurs, d'une manière générale, il faut s'abstenir de soigner ses amis ou parents pour ne pas perdre son objectivité.

Bruno me propose de réaliser un bilan sanguin plus complet et nous convenons d'une biopsie ganglionnaire en début de semaine prochaine.

Je fonce, bille en tête, sur la fausse piste de l'infection. Pourtant, la tuberculose ganglionnaire par contamination professionnelle, c'est rare. Et puis ça ne fait pas si mal. Et ça ne pousse pas si vite. Et ça donne souvent de la fièvre, et...

Sans doute ma conscience ne peut-elle concevoir à cet instant l'idée d'une maladie plus grave.

8 mai

Le week-end est curieux. J'appelle Olivier R., mon ami de Chambéry, avec lequel j'ai préparé le concours de l'internat de médecine il y a une vingtaine d'années. Il me dispense un cours rigoureux sur la tuberculose ganglionnaire, le risque spécifique de contamination des médecins, la longueur du traitement... et la nécessité de se passer de lentilles de contact à cause de la coloration rouge des larmes, effet secondaire à la prise d'un antibiotique, la rifampicine.

J'en informe Solange et les enfants avec un certain détachement presque amusé. *A priori*, je ne suis pas contagieux, car il n'y a pas d'atteinte pulmonaire. L'idée d'une maladie grave s'est brusquement évanouie. Pourtant Bruno, tout comme Marie-Pierre, avait évoqué le lymphome ; mais cela, je l'ai gommé de ma conscience. Les premières défenses mentales se sont activées face au danger : le déni, l'annulation.

10 mai

C'est le (grand) jour de la biopsie. Je me retrouve à nouveau allongé, pour la troisième fois en trois jours, sur une table de radiologie. Annie est une grande spécialiste de la radiologie dite « interventionnelle » : elle exécute à la file les ponctions et drainages de l'abdomen en tout genre avec une habileté légendaire. Les collègues l'adulent – les malades aussi, d'ailleurs, qui comprennent vite qu'elle peut souvent leur épargner une intervention chirurgicale.

Nous plaisantons avant qu'elle ne s'occupe de moi. J'ai encore l'impression de participer à un exercice dont je n'ai pas conscience d'être l'acteur central.

La grande aiguille traverse la paroi de mon ventre et cherche sa cible, qui tend à s'échapper quand on l'approche. Il s'ensuit une sensation de piqûre profonde, difficile à localiser, imprécise et assez désagréable. Mais Annie finit par récupérer un petit échantillon sous la forme d'un dépôt blanchâtre et crayeux qui évoque du *caseum*, typique de la tuberculose. J'attendrai jusqu'au lendemain pour le résultat de l'analyse microscopique par mes collègues anatomopathologistes.

Je m'engage à fond sur la fausse piste de la tuberculose.

Jusque-là, tout va encore bien. Je monte faire ma consultation et poursuis normalement ma journée dans le service. Pas de douleur.

J'ai bien avancé, je suis content.

Tout cela n'est finalement pas si grave.

II

Découverte de la maladie

« Son étonnement est d'autant plus grave qu'elle [la raison] se trouve ici pour la première fois, avec conscience, en présence de la mort, et que la condition finie de toute existence, non moins que l'inanité de toute aspiration, s'imposent à elle avec plus ou moins de force. »

SCHOPENHAUER.

11 mai

Il est dix heures, ce matin. Je contacte par téléphone le service d'anatomie pathologique. J'ai presque hâte de voir les bacilles tuberculeux au microscope. Ma collègue Dominique me rappelle. Avec une voix détachée et tonique, elle m'invite : « Tu peux venir, c'est prêt ! »

Mais à cet instant, elle n'a pas encore examiné mes prélèvements.

Je monte les marches de l'escalier en colimaçon qui mène à son service. Je salue les personnes de l'accueil. Je croise sa collègue Michèle qui me parle de la Corse, dont elle est originaire. Mais son ton de voix et son regard ont quelque chose d'inhabituel. Elle sait déjà.

J'atteins le bureau de Dominique. Son beau visage est bien plus pâle que d'habitude. Dans la continuité de ce film au ralenti, je sens sa main droite se poser sur mon épaule. Elle me regarde droit dans les yeux, sans faiblir : « Pascal, ce n'est pas la tuberculose. C'est un lymphome. De haute malignité. » L'index de prolifération est maximal – 100 % –, c'est-à-dire que toutes les cellules tumorales sont en division. Bigre !

Je m'assois, les jambes soudain très molles. Je lui demande un café, avec du sucre, moi qui n'en mets jamais. Elle me propose de voir les prélèvements au microscope. Je distingue des amas de cellules colorées en rose foncé – ma tumeur. Mais l'esprit s'évade ailleurs.

Plus tard, je repenserai à la très rude responsabilité que j'ai involontairement infligée à cette collègue et amie de longue date. Ni elle ni moi n'étions préparés à cette découverte brutale.

Ma pensée paraît dissociée. Je reçois tous les jours des résultats d'examens concernant les patients. L'analyse d'une biopsie sous le microscope, c'est notre juge de paix, qui règle toutes les tergiversations. Cette fois, c'est de moi qu'il s'agit ! Non, je ne rêve pas.

L'annonce d'une maladie grave est une obligation incontournable et difficile de l'exercice des soignants. Le corps médical a diffusé des recommandations pour améliorer la délivrance de ce message très particulier[1].

---

1. Le numéro de décembre 2006 de la revue *Oncologie* est consacré à ce sujet.

Pour représenter cet instant crucial, une métaphore me vient à l'esprit : celle du patient qui traverse un pont au-dessus d'un fleuve et se retrouve en *terra incognita*.

Combien de fois ai-je accompagné sur ce pont nombre de celles et ceux à qui j'annonçais leur cancer digestif, parfois incurable...

Une telle annonce constitue d'abord une rencontre. Celle de deux êtres, de deux esprits. L'instant où, le temps suspendu, le médecin qui écoute et communique se trouve comme en apesanteur avec son patient. Moment unique et fondateur, d'une incroyable intensité qui grave d'indélébiles souvenirs. Au-delà du pont survient un brutal changement de paysage, de vie. Il y a, pour tous les malades, un *avant* et un *après* l'annonce. Ce bouleversement, soudain et irréversible, peut laisser des traces même si la guérison survient.

Le plus grand soin doit être appliqué à cette rencontre, exceptionnelle en tout point. Le médecin doit bien connaître le dossier du patient, la maladie et les traitements, le pronostic et l'évolution prévisible. Cela sous-entend que ce rôle doit être dévolu à un praticien expérimenté. Il faut choisir un moment propice de la journée et un lieu calme ; avoir du temps devant soi, chasser les interventions parasites, éteindre « bip » et téléphone portable. Demander ensuite au patient ce qu'il sait déjà, ce qu'il a entendu et compris, pour se mettre en phase avec lui. Expliquer avec des mots simples, en le regardant en face, dans les yeux. Avec sérénité, assurance et empathie. Aborder d'emblée le projet thérapeutique, les raisons d'espérer. Parler avec loyauté, avancer sur le pont de la découverte en accompagnant, sans se situer ni trop devant ni trop derrière.

Tout cela est parfois un peu théorique, car les conditions ne se trouvent pas toujours réunies.

Les médecins spécialisés en cancérologie ont assez rarement l'occasion de faire la première annonce du cancer. En effet, les patients qui les consultent ont souvent déjà reçu l'information de leur médecin traitant ou d'un autre spécialiste. On devra se pencher sérieusement sur la place des radiologues ou des spécialistes de l'endoscopie, par exemple, qui sont souvent les premiers à voir la tumeur. Que dire au patient juste après l'examen ? Ils ont la possibilité de ne pas délivrer l'information à chaud et de renvoyer le patient chez le confrère qui a prescrit l'examen, ce qui paraît le plus sage. Ou alors de donner l'information un peu brute « je vois une tumeur », ce qui comporte un double risque. D'abord, celui de laisser le patient seul avec son diagnostic, sans certitude ni projet thérapeutique précis et on imagine le caractère anxiogène de la situation. Ensuite, celui de se tromper de diagnostic car l'image ne constitue pas une preuve absolue (par exemple, un abcès peut ressembler à une tumeur). Seule l'analyse microscopique d'une biopsie l'est.

Il n'existe pas de réponse univoque quant à l'attitude à adopter pour ces praticiens, car les circonstances diagnostiques et la demande des patients varient d'un sujet à l'autre. Cependant, une réflexion sérieuse sur la question me paraît devoir faire partie intégrante de la formation de ces médecins, et pas seulement des cancérologues spécialisés plus habitués à la prise en charge globale de ces patients.

Il ne faut pas sous-estimer non plus l'expression corporelle du médecin qui génère une communication dite « non verbale », par définition inconsciente.

Attitudes, regard et gestes en disent souvent beaucoup plus long sur les émotions et la pensée du praticien que les mots. Car, ne l'oublions pas, il subit, lui aussi, un stress non négligeable, car sa responsabilité est grande à cet endroit. L'expérience et la connaissance de la maladie procurent indéniablement une maîtrise et un calme très utiles. On peut parfois éprouver la satisfaction d'avoir redonné confiance. D'avoir quelque peu réparé les dégâts d'une annonce antérieure parfois maladroite ou mal vécue, ayant créé une rupture difficile à cicatriser même si sa maladie se révèle curable.

Je repense à Mme P. Femme accomplie, la quarantaine, cadre dirigeant. Douleurs, scanner, annonce de la suspicion de tumeur du pancréas. Elle s'endort tous les soirs avec la crainte du cancer chevillée au corps pendant près d'un mois, imaginant son avenir à court terme, le malheur de ses très jeunes enfants et de son mari. Elle consulte un chirurgien, rigoureux et instruit, qui doute du diagnostic de tumeur cancéreuse chez cette femme jeune et en très bonne forme. Il me l'adresse pour un avis. Examens, biopsie. C'est une pancréatite inflammatoire tout à fait bénigne. Un traitement par cortisone et les choses rentrent rapidement dans l'ordre, du moins en apparence. Guérison physique, oui, mais pas mentale. Il s'ensuit un effondrement psychologique spectaculaire et durable – mal compris de l'entourage. Le film d'horreur du cancer incurable continuera longtemps de défiler dans la tête de la patiente. Elle apparaît traumatisée comme quelqu'un ayant échappé de peu à un attentat ou à un accident grave.

Les conditions d'annonce de ma maladie n'ont, quant à elles, rempli aucun de ces critères requis ! Situation quasiment cocasse, liée à notre condition de médecins et au double effet de surprise pour Dominique et moi.

La manière d'apprendre ce cancer, pourtant brusque, me convenait au fond assez bien. Pas d'attente interminable, avec son cortège de doutes et d'inquiétude nourrissant l'imagination du pire. Cependant, il ne faut pas généraliser ma réaction toute personnelle à ce sujet. Le temps qui s'écoule entre le doute et la certitude du diagnostic d'un cancer peut permettre au patient d'élaborer une représentation de sa maladie et de mettre en place ses défenses contre l'angoisse.

Un centre de soins francilien propose aux femmes qui le souhaitent un « diagnostic éclair » – en moins de vingt-quatre heures – d'une tumeur du sein : admission le matin, examens d'imageries et biopsie, étude au microscope du prélèvement et conclusions dans la même journée. Et la patiente repart soulagée ou chargée du diagnostic de cancer. Comment cette dernière fait-elle face à cette nouvelle dure à entendre ? Est-elle bien accompagnée au plan psychologique juste après cette annonce ? Dans quel délai verra-t-elle un médecin ou chirurgien cancérologue référent qui lui expliquera le plan de traitement ? Sans oublier le risque, même faible, d'incertitude ou d'erreur à la première lecture d'une biopsie. Le résultat d'une démarche médicale aussi importante ne peut pas être délivré de façon bâclée, à l'instar des photos qu'on peut faire développer en une heure. On peut craindre qu'en précipitant les choses pour satisfaire un désir des patients – certes légitime – d'être rapidement fixé on ne serve pas forcément l'intérêt de tous.

Le diagnostic du cancer, je ne l'ai vraiment palpé qu'à l'instant précis des paroles prononcées par Dominique, et du contact de sa main sur mon épaule qui signifiait : « Sois fort. » Fort je vais donc tâcher d'être en découvrant ce nouveau rôle, celui de patient.

Une vision panoramique de l'avenir défile à grande allure. Je suis littéralement projeté dans les étapes suivantes. Solange et les enfants. Les traitements, les dangers, la bataille pour vivre.

Très vite, j'énumère mentalement mes atouts. D'abord, le type du cancer : pas le pire, on guérit en moyenne un lymphome sur deux. J'ai le bon âge. Pas trop tôt : le risque de rester stérile pèse moins lourd psychologiquement quand on a déjà des enfants. Pas trop tard : je suis très en forme, en fait. Pas de gros souci de santé jusque-là. Un entourage familial, amical et professionnel robuste. Enfin, mon envie de me battre.

Je me convaincs donc que je possède les armes pour affronter ce séisme.

À cet instant je n'ai pas peur, du moins pas encore.

Le médecin passe le plus clair de son temps à chercher des solutions pour ses patients. Il y en aura pour moi.

Sensation curieuse, presque jubilatoire : c'est un défi à relever, et j'aime les combats qui permettent de se dépasser. Quand j'étais enfant, comme d'autres, je m'endormais parfois en imaginant affronter des monstres terrifiants ou des situations périlleuses dont je me sortais toujours. La défaite n'avait pas de place dans mon imaginaire de gosse.

J'appelle Philippe Ruszniewski, mon ami et chef de service qui a grandement dirigé ma carrière. Figure paternelle, solide et sûre qui rassure les malades. « Ne bouge pas, j'arrive », me dit-il. Après une courte concertation, il joint par téléphone le docteur Pauline Brice, spécialiste réputée des traitements des lymphomes à l'hôpital Saint-Louis de Paris. Je n'ai jamais travaillé dans ce centre et devrais y jouir d'un certain anonymat.

Je la rencontrerai dans trois jours. Est-ce un délai rapide parce que je suis médecin ? C'est possible, mais les rendez-vous sont vite accordés pour les patients atteints d'une maladie rapidement évolutive comme la mienne.

À cet instant, je ne vois pas pourquoi je m'en plaindrais ; n'ai-je pas assez donné aux autres tout au long de ma carrière pour mériter cet appréciable avantage ?

Nous retournons dans notre service de gastroentérologie. Dans quinze minutes débute un des trois staffs (réunions) hebdomadaires au cours desquels nous évoquons des problèmes diagnostiques et thérapeutiques difficiles des malades hospitalisés ou vus en consultation.

Je m'isole quelques instants dans mon bureau. Je ne me rends pas encore vraiment compte de ce qui m'arrive. J'appelle Solange à son travail. Elle dirige une crèche, il y a des cris d'enfants en bruit de fond. Elle réagit sobrement d'un mot – celui de Cambronne. Mais tout de suite, elle semble se rallier à la confiance que je témoigne vis-à-vis du traitement. Pourtant je n'ai pas une idée précise de la prise en charge actuelle de ce type de cancer – traité par les spécialistes de l'hématologie. Je me suis pourtant beaucoup occupé de malades atteints de lymphomes de l'estomac au milieu des années 1990, lorsque j'étais chef de clinique à l'hôpital Henri-Mondor de Créteil. Mais ces tumeurs étaient dites « de faible malignité » : quelques comprimés par la bouche et un suivi régulier suffisaient souvent. Je me revois affirmant à ces personnes angoissées au moment du diagnostic qu'il s'agissait d'une tumeur de l'estomac moins grave qu'un cancer « habituel » (appelé adénocarcinome).

Mon affection a beau être sérieuse, mes propres paroles rassurantes, plusieurs fois prononcées, me reviennent en boomerang, un petit courant d'air chaud.

Pendant les quelques minutes d'isolement, les pensées et émotions affluent dans mon esprit. Le travail de relativisation est déjà à l'œuvre. Eu égard à d'autres tumeurs moins curables, j'estime avoir *vraiment* une certaine chance quant au type de cancer ; le médecin que je suis le pense sincèrement. C'est à l'évidence une défense mentale contre l'angoisse de la souffrance et de la mort maintenue à distance.

Pas une fois n'a encore surgi l'idée d'une injustice pour moi.

Et pourtant à cet instant, je ne connais pas l'étendue de mon cancer, ni la dureté du traitement qui m'attend. Car les chimiothérapies des lymphomes ou des leucémies graves n'ont rien à voir avec celles des tumeurs dites « solides » (sein, poumon ou côlon). Elles sont particulièrement toxiques et entraînent d'importants effets indésirables.

Tiens, je pense et utilise déjà le possessif : *mon* lymphome. Je me le suis approprié.

Nous allons faire connaissance.

Après, je le flinguerai. À la manière de Judith trucidant Holopherne dans cet extraordinaire tableau du Caravage.

Nous réunissons les proches collègues du service avant le staff pour leur annoncer la nouvelle. Arrive en premier mon collègue Philippe Lévy, un ami de vingt ans. Le genre à manier l'humour corrosif. En me voyant, il fait mine de se protéger de ma contagiosité supposée en mimant une toux de tubard. Il en est resté à l'idée d'un diagnostic possible de tuberculose. Je corrige calmement son erreur : « Perdu ! C'est un lymphome ! » J'ai cru qu'il allait tomber à la renverse. Je suis fier de mon petit effet.

Nous sommes maintenant tous assis en cercle dans le bureau patronal. Visages tendus, émotion contenue, silence pesant. Je sens la présence du groupe que nous formons et des liens forts qui nous unissent.

J'entame mon discours de réassurance : « Hé ! ho ! les gars, ne faites pas ces têtes ! C'est un lymphome. Vous savez comme moi qu'on peut en guérir. Nous soignons des maladies parfois plus graves dans le service. Alors il ne faut pas trop me plaindre ! » Mais, en bons professionnels, ils savent que la chimiothérapie qui m'attend sera très dure, et que le combat n'est pas gagné d'avance. Et puis, même si cette idée n'effleure sans doute pas leur esprit à cet instant, mon absence prolongée nécessitera la répartition d'une charge de travail supplémentaire...

Tout le monde se lève et Philippe L. détend l'atmosphère, comme lui seul pouvait oser le faire à cet instant. Il raconte l'histoire du sanglier qui croise le cochon à l'orée du bois et lui demande : « Tu as fini ta chimiothérapie ? » Regard incrédule ou horrifié des autres collègues. Moi, je me marre bien sincèrement. Depuis deux heures que je suis sous pression, c'est la première chose qui m'a détendu. J'ai beaucoup apprécié son culot.

Ensuite, je poursuis l'information, Sylvie, ma secrétaire, en premier. Nous travaillons ensemble depuis plus de dix ans. Puis ses collègues. Plagiat d'Amélie Nothomb, *Stupeur et Tremblements*. Incrédulité. Prise de conscience aiguë que oui, c'est possible d'être docteur et malade.

Quelques instants après, je vis l'un des moments les plus pénibles de cette journée. Qui me remet brutalement les pieds sur terre, après ces heures d'agitation quasiment hypomaniaque. J'ai téléphoné à un collègue cancérologue pour lui annoncer mon absence à une prochaine réunion. Je parle du lymphome. En guise de réponse, j'entends : « Tu t'en sortiras, mais tu risques d'en baver et de passer en réanimation. » En voulant me rassurer, il m'a assené un sacré coup sur la tête. Je lui en veux beaucoup de m'avoir tenu ces propos froids, cliniques et détachés. Mais je dois reconnaître que cela m'a ouvert les yeux sur la rudesse et les risques potentiels de la chimiothérapie que je vais bientôt affronter. Et pour la première fois depuis la connaissance de mon cancer, alors que je suis dans ma voiture sur le chemin du retour à mon domicile, je sens une grosse bouffée d'inquiétude m'envahir. Les embouteillages dans le bois de Boulogne et la chaleur en cette fin de printemps n'arrangent pas les choses. J'ai besoin d'oxygène.

Une fois rentré à la maison, je m'apprête à parler à chacun des quatre enfants. Foutu moment. Grande inspiration d'air. Tout d'abord mes filles, Jeanne et Colombe. J'utilise des mots simples, sans formuler de diagnostic précis – que pourraient-elles comprendre ? Elles savaient dès avant le week-end que j'étais malade. Je leur explique certains des effets attendus du traitement, la fatigue et la chute des cheveux. Elles n'ont pas de réaction immédiate pouvant témoigner d'une quelconque crainte. Plutôt de la curiosité – voire un certain amusement – quant à l'histoire de ma future calvitie thérapeutique.

Je les emmène ensuite, comme c'était prévu, chez mes parents et attends qu'elles partent jouer dans une autre pièce. Je m'assieds posément dans un fauteuil en m'installant bien en face d'eux. Ils se doutent que nous allons parler de mon souci de santé. Ils sont très concentrés. Et moi très calme, presque professionnel dirais-je, pour leur annoncer la chose, un peu comme s'il s'agissait de quelqu'un d'autre. Je reste sobre, leur transmets ma confiance et fais montre d'autorité pour ne pas laisser de place au doute. Comme Solange tout à l'heure, je crois qu'ils se rallient à mon discours – d'ailleurs, ont-ils vraiment d'autre choix ? Je parle cancer, chimiothérapie et guérison.

Ils me paraissent avoir bien réagi.

Évidemment, une fois que j'aurai quitté leur appartement, ce sera sans doute autre chose.

Situation terrible pour des parents d'avoir un enfant, même adulte, gravement malade.

Quand je rentre chez moi, Solange est partie à une réunion. Nos garçons arrivent plus tard, l'un après l'autre, l'esprit à leurs soucis ou joies intérieures. Élie d'abord. Il m'écoute très attentivement, le regard ne fuit pas. Je lui dis que ce n'est pas la tuberculose, que c'est une tumeur. Que je vais avoir un traitement fatigant et des effets désagréables. Mais que *je vais guérir*. Je m'aperçois que je n'ai même pas utilisé le conditionnel, qui reflète, par nature, l'incertitude. C'est verrouillé dans mon esprit. Encore une stratégie de défense mentale qui se manifeste à mon insu. L'optimisation, le déni. Pour nous protéger lui et moi. Très affirmatif, le supposé savoir du papa-docteur donne sans doute du poids à ses mots. Je lui indique encore que je compte sur lui pour aider à la maison pendant cette période, sa mère en particulier. Qu'il doit prendre conscience de ce que les parents ne sont pas invulnérables et qu'il devra s'assumer encore un peu plus.

Ensuite, je parle à Gabriel qui, d'ordinaire, exprime discrètement ses affects. Au début, il ne semble pas saisir la solennité de l'instant. Pas un mot en réponse, juste les yeux qui brillent et une émotion contenue.

D'habitude, nos garçons se réjouissent d'être seuls à la maison. Cette fois, ils partent dormir chez leurs grands-parents avec les sœurs. Réflexe grégaire rassurant ? Sans doute. Gabriel se lâche un peu quand ma mère l'interroge : « J'ai compris que c'est sérieux, mais du moment qu'il ne meurt pas, c'est le principal. »

Au fond, sa pensée résume bien l'essentiel. Quel que soit le prix à payer.

Ma position de médecin me permet de mieux appréhender la situation. Les mots prononcés, le rationnel des soins, tout cela est certainement plus facile à assimiler. Et j'ai confiance dans le système de santé auquel je participe depuis plus de vingt ans. Même si je connais mieux les dangers d'un traitement qu'un malade « naïf ». Côté matériel, j'ai pris l'emprunt de ma vie il y a deux ans pour acheter et retaper la maison que nous habitons. Je peux remercier, entre autres, Marc, mon ami et collègue marseillais qui m'avait convaincu, au détour d'une discussion un soir de novembre 2001, entre travail, famille ou impressions sur le deuxième concerto de Chostakovitch, d'être plus ambitieux et de contracter un plus gros emprunt. Il trouvait notre projet de travaux trop modeste. Après cette maladie, obtenir un gros crédit eût été probablement impossible.

Ce soir, je dois donner un enseignement post-universitaire à des médecins généralistes. Trop tard pour annuler, et de toute façon, il n'y a pas lieu de le faire, car je n'ai plus mal au ventre. Je pars donc sur une péniche qui va voguer quelques instants sur la Seine. Je me sens bizarre pendant cet exercice de communication auquel je suis rompu, mais qui ce soir me paraît très futile. La Ville lumière est très belle, c'est surréaliste. En décalage complet avec l'inquiétude qui ressurgit brutalement entre les digressions de ma pensée dans ce lieu très agréable.

En me couchant, j'ai l'impression d'avoir vécu plusieurs mois en une seule journée. Trop de pensées et d'émotions nouvelles m'ont submergé. Je suis vidé. Comme dirait la psychologue Anne Masson : le cancer ramène puissamment à la notion de « temporalité », temps que nous avons vécu, temps qu'il reste à vivre, délai avant le traitement, longueur de celui-ci, durée de l'arrêt de travail. Je n'ai pas un sentiment d'urgence à faire la chimiothérapie. Mais plutôt celui d'avoir gagné un temps appréciable grâce à ma formation médicale qui m'a conduit à faire des examens poussés et à mon large réseau professionnel. Je saisis mieux le malaise des patients auxquels nous mentionnons, le jour de la première consultation, qu'il faudra un délai – de plusieurs semaines parfois – avant de pouvoir débuter le traitement médical ou de proposer l'intervention chirurgicale. La première urgence qu'il faut prendre en compte, c'est la sidération anxieuse, la panique fréquente déclenchée par l'annonce du diagnostic du cancer. Parfois alimentée par la consultation de la littérature médicale vulgarisée.

La première rencontre que nous leur offrons permet souvent de désamorcer plusieurs sources d'inquiétude. Avec un discours ferme et rassurant : « Nous allons nous occuper de vous, vous n'êtes pas seul... Nous connaissons bien le problème... Il y a une excellente équipe de soignants... Voici ce que nous allons faire dans les semaines à venir, combien de temps dureront les traitements... Ce que vous pourrez encore faire ou ne pas faire, le régime, les activités de la vie quotidienne... Si vous souhaitez prendre un avis auprès d'une autre équipe, n'hésitez pas à nous le dire. »

Ces mots visent à apaiser l'impatience naturelle, à calmer la peur du temps qui s'écoulera avant l'opération ou la première perfusion, la crainte que le cancer se développe dans l'intervalle. À cadrer les choses. Hormis quelques tumeurs à croissance très rapide – certains types de leucémie ou de lymphome, par exemple – qui nécessitent souvent un traitement sans délai, nous disposons souvent d'un peu de temps. Mais pour le patient, il est bien difficile de continuer à vivre avec cette lucidité douloureuse, ce sentiment de passivité et d'impuissance, alors que le cancer est là, connu, qu'on imagine pousser inexorablement.

L'encombrement progressif de notre système de soins, la forte baisse annoncée de l'offre médicale après 2010 et la difficulté d'entrer en contact avec les équipes médicales expertes vont rendre la vie difficile aux futurs malades. En totale contradiction avec l'accélération foudroyante des méthodes de communication du nouveau millénaire de l'ère Internet. *Tout, tout de suite.* Un billet d'avion ? Un renseignement sur la vie de Simone de Beauvoir ? Une photo du cosmos ? Une adresse d'hôtel à Aigues-Mortes ? Cela prend quelques secondes avec Google ou un autre moteur de recherche surpuissant. Tandis qu'il faudra aux malades attendre parfois des heures ou des jours pour le résultat d'un scanner dont dépend leur avenir, des semaines pour consulter un spécialiste ou débuter un traitement. Cela devient difficilement concevable pour les générations montantes qui manifestent de plus en plus de mal à différer la satisfaction du désir, à apprendre la patience, à intégrer l'attente.

III

Écrire pour guérir

« "Écrire est une forme de thérapie." Cette assertion est prêtée à Graham Greene. La nécessité d'écrire une sorte de livre de bord s'est imposée à moi comme une évidence. J'ai acheté un cahier à spirale Clairefontaine. Couverture rouge, couleur de la force. Un article d'une très sérieuse revue de médecine suggérera, quelques mois plus tard, que les équipes ayant un maillot de cette couleur gagnent plus souvent que les autres. "*The shirt colour worn by sportsmen can affect the behaviour of the competitors. By analysing the results of men's combat sports from the Athens 2004 Olympics, they found that more matches were won by fighters wearing red outfits than by those wearing blue ; they suggest that red might confer success because it is a sign of dominance in many animal species and could signal aggression in human contests*[1]." Comme quoi, des sujets en apparence totalement futiles peuvent être traités sérieusement.

« Je vais pouvoir lâcher le trop-plein de tension en noircissant du papier. »

Mon viatique.

1. R. A. Hill, R. A. Barton, *Nature*, 2005.

12 mai

Première nuit après le diagnostic. Réveil spontané tôt, à six heures. Le soleil du printemps bien avancé filtre à travers les rideaux et darde ses rayons chauds sur la couette. Après quelques instants d'un demi-sommeil où mes pensées glissaient vers des choses routinières, un grand frisson me parcourt brutalement de la tête aux pieds. *J'avais oublié.* Quand je prends à nouveau conscience de la présence du cancer, c'est un cauchemar. Les phrases entendues la veille – dureté du traitement, réanimation, incertitude – et les images violentes – souffrance, danger, mort – ressurgissent, incontrôlables. Enrichies par mon long parcours dans les hôpitaux. J'ai la trouille et l'impression d'avoir les dents qui claquent pendant quelques minutes. Je me dis : « Ce n'est pas possible, je ne vais pas y arriver. »

Heureusement, Solange finit paisiblement sa nuit à mes côtés et ne se réveille pas. Sa respiration régulière me détend. Et le calme de la maison. Je reprends mes esprits. J'envie un peu, à cet instant, la naïveté de certains patients moins conscients que d'autres des dangers de leur maladie et des traitements, et qui s'en remettent à l'équipe soignante avec une confiance totale. Sans concevoir ni formuler de questions qui pourraient appeler des réponses déstabilisantes.

À tous les non-initiés qui veulent savoir et maîtriser seuls, s'informer des moindres détails d'une maladie, des complications potentielles ou de l'espérance de guérison (les malades me demandent souvent les *chances* de guérison), je voudrais dire simplement qu'une information alarmante touchant à la santé, reçue sans commentaire ni nuance, sans l'aide d'un professionnel dont c'est le métier, peut se payer très cher en termes de souffrance psychologique ! Dans mon expérience, je peux compter *sur les doigts des deux mains* celles ou ceux qui, face à une maladie grave, potentiellement incurable, m'ont réclamé la vérité aussi complète que possible pour organiser le temps (parfois bref) qu'il leur restait à vivre. Car même le plus courageux d'entre nous n'a pas envie de mourir et celui qui, au départ, paraissait assumer très lucidement les événements, peut se mettre à réclamer des soins irrationnels quand la maladie progresse inexorablement. Rappelons-nous la mère supérieure des *Dialogues des carmélites* de Bernanos. Elle qui symbolisait la force, la confiance inaltérable en Dieu, ses certitudes s'effondrent brutalement à l'approche de la mort, la laissant sans défense devant ses jeunes congénères désorientées.

En cet instant d'intense réflexion, j'ai encore du mal à concevoir que je suis atteint, pour la première fois, d'une maladie *potentiellement mortelle.* Mais les pensées d'échec – « Et si le traitement ne marchait pas ? » – sont bouclées à double tour dans la forteresse de mon subconscient. Défense mentale, défense de métal.

L'après-midi, en accord avec Philippe R., je vais annoncer ma maladie à tous les soignants de notre service dans le cadre d'une réunion plénière, normalement programmée. J'ai en tête ce que je souhaite dire. Et le moment venu, contrairement à ce que j'avais initialement imaginé, devant une trentaine de regards attentifs, je suis incapable de rester debout pour parler. Alors je m'installe en bout de table. Je scrute les visages graves. Ils savent ou devinent déjà. Heureusement, les mots sortent naturellement de ma bouche et je crois que mes explications sont claires. Les lymphocytes, les ganglions tumoraux, la chimiothérapie, tout ça.

J'ai choisi la transparence, car il me paraît urgent de couper court aux rumeurs. Ne serait-ce que pour leur permettre d'opérer un clivage salutaire entre mon histoire actuelle et celles des malades que nous traitons. Je formule le vœu que tout au long de ce futur parcours de santé – si je puis dire – je reste maître de la délivrance des informations me concernant.

Je veux maintenant leur faire partager ma confiance, qui est sincère et rationnelle : elle s'appuie sur des vérités scientifiques. L'émotion, il faut l'accepter, la vivre. Mais la raison d'abord. Ici, ce n'est pas le spectacle. C'est la vie.

Une nouvelle fois, je m'aperçois combien j'aime notre équipe riche de ses différences et de ses caractères, et combien elle va me manquer dans les mois à venir. Plusieurs pays d'Afrique et les Antilles y sont bien représentés. Blacks, Blancs, Beurs. L'esprit « Coupe du monde 1998 », rabâché jusqu'à la nausée par les médias, nous le vivons quotidiennement dans le service. *Melting-pot* de cultures. Différences et harmonie. Pour le plus grand bien des malades.

À la fin de mon intervention, beaucoup demeurent silencieux. Les Africains sont particulièrement chaleureux. Certains annoncent qu'ils prieront pour moi. Leur culture leur permet peut-être de laisser plus librement parler leur cœur.

Ces instants d'émotion pudique mais intense resteront gravés dans ma mémoire.

Comment ne me sentirais-je pas soutenu dans ma situation, tant au plan familial que professionnel ? Avec un clin d'œil au cercle œcuménique très large : les protestants proches, mon frère Jean-Marc et sa communauté catholique, un autre frère, Patrick, qui a adhéré au bouddhisme, mais aussi des amis orthodoxes ou adeptes de l'islam. Côté soutien spirituel, je suis paré ! Tous ces gens semblent s'être rassemblés sur le quai pour m'épauler avant la traversée à la rame de mon petit océan personnel.

J'organise les choses en vue de mon arrêt de travail prévisible, au moins six mois. Je suis sidéré de constater qu'en quelques heures l'idée de soigner mes malades se trouve reléguée au second plan. L'égoïsme, l'instinct de survie. *Sauver sa peau.* La perception que je me fais du monde extérieur me paraît avoir soudain rétréci. Recentrage sur mes proches. Grande unité de temps, de lieu et d'action, comédie dramatique de la vraie vie.

Tout en triant les papiers sur mon bureau, je laisse instinctivement les dossiers importants à portée de main. Ne serait-ce pas un rite superstitieux pour m'assurer que, bien vivant, je reviendrai en cet endroit pour conjurer les pensées morbides ?

À cet instant, une visiteuse médicale frappe à la porte. Elle a appris que je vais m'arrêter de travailler. Je l'informe de ma maladie, car elle présente – effet du hasard – un médicament que je vais recevoir pendant mon traitement. Prise au dépourvu par cette annonce, elle me tend une brochure ayant trait aux lymphomes, qu'elle utilise comme aide de visite. Je ne rêve pas. Dans mon champ de vision surgit un tableau indiquant, dans de petites cases qui s'impriment littéralement sur ma rétine, les *pourcentages de survie* à cinq ans des malades traités pour ce type de cancer, en fonction de différents critères pronostiques (âge, degré d'extension de la maladie...). Coup d'œil synoptique : le chiffre de 100 % – le seul qui intéresse à l'échelon individuel ! – n'y figure pas une seule fois. Comme pour me rappeler un adage appris par les étudiants : les mots « jamais » et « toujours » n'ont pas de place dans le dictionnaire de la médecine, science qui ne peut que tendre de façon asymptotique vers la ligne virtuelle de l'exactitude, de la vérité intangible.

Cette brève scène a fait émerger dans ma conscience la forme sèche que prend un risque quand il est *chiffré*. De la statistique irréfragable. Pourtant, toute situation médicale est une casuistique qui intègre une part d'imprévisibilité.

Je range subrepticement ladite brochure dans une armoire. Je veux la soustraire à mon regard et préfère attendre les explications données de vive voix par mon futur médecin référent. De fait, je ne lirai rien sur les lymphomes pendant les mois qui viennent. Ou presque rien.

La visiteuse médicale, mal à l'aise dans ce registre, insiste en récitant sa leçon pour m'avertir des effets indésirables du médicament qu'elle présente et que je vais recevoir : « Risque de choc allergique, etc. » Dans son désir de bien faire, elle oubliait que j'avais basculé dans le camp des malades et qu'à cet instant je n'étais déjà plus tout à fait médecin. *A posteriori*, je me dis qu'elle a réagi avec ses armes à cette nouvelle inattendue et très agressive qui l'a complètement destabilisée.

Je m'aperçois que depuis quarante-huit heures je consacre beaucoup de mon temps à rassurer autrui. C'est un peu usant. Les rôles de médecin et de malade s'entremêlent dans des interconnexions symboliques complexes que je ne domine pas encore. Et surtout, je note cette tendance des gens qui, informés de ma situation, ne peuvent s'empêcher de raconter leurs propres soucis de santé passés. Parfois un cancer, mais le plus souvent une affection bénigne qu'ils ont péniblement vécue. Commençant leur phrase par : « Bien sûr, ce n'est pas aussi sérieux que ton problème actuel, mais... » La découverte de mon cancer semble provoquer une angoisse qui les renvoie à leur histoire qu'ils ne m'épargnent pas. C'est parfois impudique ou inutile, parfois désagréable pour le patient que je suis.

Le soir, nous regardons *Le Dîner de cons* avec les garçons. L'inquiétude se dissipe temporairement puis revient dès le générique de la fin.

J'ai les boules.

Au sens propre et figuré, bien sûr.

13 mai

Encore une journée occupée à annoncer, à s'organiser. Il va falloir rencontrer les enseignants des enfants. Moment très difficile que la traversée des cours d'école de mes filles, débordantes de petits qui crient et jouent, à l'aube de leur vie.

Au moment où je rencontre son institutrice, Marie-Claire, je regarde Colombe qui rejoint ses copines de maternelle. Les mots restent coincés dans ma gorge. Impossible de sortir un son. Des pensées surgissent, émergeant du subconscient : « Ce n'est pas possible, je ne peux pas mourir maintenant. Je veux les voir grandir. » L'enseignante perçoit instantanément mon malaise dans le regard et à travers le ton de ma voix, avant même d'en savoir la raison. Après mes explications, elle réagit avec simplicité, se dégage avec douceur et fermeté des sollicitations des autres parents et me propose même son aide. Une technique de relaxation suisse, je crois. Touchante sollicitude.

Les enseignants des autres enfants auront les mêmes réactions sobres, une écoute très attentive, des mots simples et encourageants. C'est un réconfort de sentir ses enfants entourés de la sorte.

J'appelle ma sœur Séverine. Qui fond en larmes mais se reprend vite pour m'encourager. Délicat moment. Tous ces petits moments complices passés avec elle remontent à la surface de ma conscience. Cette quête des joies originales et simples. Ou ce premier western interdit aux moins de treize ans qu'elle m'avait emmené voir lorsque j'en avais seulement douze. Une transgression excitante pour le préadolescent que j'étais.

Maintenant je me sens progressivement plus lucide, plus serein et déterminé. Je vais à l'hôpital Beaujon pour voir mes collègues et faire l'échographie cardiaque requise avant l'administration d'adriamycine (médicament potentiellement toxique pour le cœur). Alain Cohen-Solal, chef du service de cardiologie, se charge de l'examen. Il a déjà soigné mon père et plusieurs ami(e)s. Il vient de signer un article dans le journal *Le Monde* sur la cardiologie et le sport. Nous parlons foot, de la coupe d'Europe à venir. Pas du cancer. C'est reposant. Au passage, mon cœur fonctionne bien. *R.A.S.*

Un jeune interne, Frédéric, manifestement promis à un avenir brillant, m'appelle pour savoir si j'ai fini les corrections d'un article que nous avons écrit ensemble. Je lui explique le petit souci que j'ai maintenant à gérer. Le pauvre est gêné. Mais non ! La vie continue. Et l'article en question passera dans une bonne revue américaine quelques mois plus tard. Champagne.

Je prends un café avec Olivia et Karine qui exercent comme chefs de clinique dans mon service. J'ai l'impression d'avoir deux petites sœurs. Elles ne savent plus quoi faire pour se rendre adorables ; elles m'entourent et me font passer tout un tas de vibrations positives.

Le soir, la tension monte d'un cran. Demain, je vivrai mon premier contact avec mes soignants de l'hôpital Saint-Louis à Paris. En attendant, il faut régler des problèmes scolaires des enfants. C'est un peu plus dur que d'habitude.

Je regarde encore un film pour détourner l'attention. *Dersou Ouzala* d'Akira Kurosawa, magnifique fresque dans la taïga, qui raconte l'histoire d'une amitié entre un jeune explorateur russe, Arseniev, et un vieux chasseur mongol qui piste les zibelines pour leur précieuse fourrure, au début du XXe siècle. J'apprécie particulièrement le passage où Dersou sauve le commandant pris dans une tempête, alors que la nuit tombe sur la plaine glacée, ramasse les hautes herbes sur la terre gelée et en confectionne un abri de fortune pour dormir et attendre l'aurore. J'en ai des frissons. Quel courage ! Il faut que j'en prenne de la graine.

Et ce fut un bon moment de partage avec Gabriel devant le petit écran.

J'ai encore été réveillé dans la nuit par les douleurs intenses. Je « positive » : je vais me débarrasser de cette maladie et, au passage, d'un certain nombre de choses qui m'encombrent dans la vie. Lecture du journal, infusion apaisante genre Ricola, et je me rendors.

IV

Veillée d'armes

14 mai

Jour J. Je somnole et ne me presse pas pour me lever. C'est le jour de ma première consultation. Solange chantonne sous la douche. Confiance en l'avenir ou perspective de toucher la prime d'assurance ? Non, je blague.

En roulant à travers Paris, je me fais des réflexions touristiques : il fait insolemment beau, la capitale resplendit ; même l'architecture de certains de ses hôpitaux mérite le coup d'œil ! La Salpêtrière, Tenon, Lariboisière... L'hôpital Saint-Louis, lui, marie habilement l'ancien et le moderne. Mais un bon coup de ravalement sur les vieux bâtiments ne serait pas un luxe.

Je suis en avance pour mon rendez-vous. Petit café (encore !) avec Olivia qui vient se former en radiothérapie ici tous les vendredis. Elle me prodigue les derniers encouragements.

Après, je marche vers la consultation d'hémato-oncologie adultes. Les pas pèsent lourd. L'impression de solitude est totale, alors que pourtant, beaucoup de gens se pressent dans les couloirs.

À l'accueil du service, je vis une situation cocasse mais classique : un sympathique Antillais se débat plusieurs minutes avec une informatique récalcitrante pour saisir mes coordonnées sur l'ordinateur. Une rencontre que n'auraient pas reniée les Inconnus dans leurs fameux sketches sur l'hôpital.

Arrive le moment du premier contact avec le docteur Pauline Brice. Voici celle à qui je vais confier ma peau. À cet instant, elle me paraît détenir tous les pouvoirs. Elle m'interroge, m'examine, puis effectue une biopsie osseuse au niveau du bassin, avec habileté. Qui ne se révèle pas aussi douloureuse que je l'imaginais.

Explications sur mon traitement, ses modalités, sa durée et ses effets secondaires possibles. Mon docteur énonce tout cela posément, sans affectif déplacé, très professionnellement. Cela me convient très bien. Elle parle du pronostic de la maladie, du pourcentage de survie à cinq ans *sans événement*. Traduisez : « Sans résistance au traitement ou rechute ou décès. » J'ai décodé. Le mot « décès » n'a pas été employé dans cette arabesque verbale subtile. À cet instant précis, je dois avouer que j'aime autant.

Elle me fait patienter un moment puis a la délicatesse de m'informer, avant mon départ, que la moelle prélevée, rapidement analysée, ne contient pas de cellules tumorales. C'est bon à prendre !

Rendez-vous le 24 mai prochain pour ma première chimiothérapie. Le traitement dit d'« intensification » doit se dérouler en quatre cycles, comportant chacun deux chimiothérapies dans la même semaine. Au début des cycles, une ponction lombaire sera effectuée pour injecter un produit anticancéreux dans le liquide céphalo-rachidien qui baigne le cerveau et les méninges afin de protéger ces nobles organes de mon individu. Réjouissances en perspective. Après, si tout se passe bien, et si le bilan d'évaluation est satisfaisant, il y aura traitement d'« entretien », réputé plus léger, pour enfoncer le clou, pendant trois mois supplémentaires.

Je sais que je vais perdre mes cheveux et que je devrais me les couper court en prévision. La dernière fois que j'ai exécuté cette besogne, c'était avant de partir pour l'armée. La perspective de la chute des cheveux ne m'apparaît pas aussi bénigne que je l'imaginais quand je n'étais pas directement concerné. Les hommes que je soigne, souvent plus âgés, paraissent rarement perturbés par cette éventualité, ou du moins en parlent peu. Mais ma chevelure frisée, abondante dans les années 1970, fait partie de mon personnage et représente sans doute un repère important de mon « schéma corporel », comme disent les psychologues. De plus, je suis affligé, depuis l'adolescence, d'un tic qui consiste à tortiller mes bouclettes lors des périodes de concentration, pour lire ou travailler. Que ferai-je quand je n'aurai plus de cheveux ?

Pour la perte des cheveux survenant lors d'une chimiothérapie, le terme médical consacré est celui d'« alopécie ». Par référence au renard (*alopex* en grec) qui perd annuellement ses poils, comme me l'a appris une malade ! Le corollaire de ce terme est que les poils repoussent, contrairement à la « calvitie ». Il faudra que je vérifie si le professeur de Gramont, cancérologue renommé, qui utilise des dessins de renard (*fox* en anglais) dans ses présentations pour figurer un schéma de chimiothérapie qu'il a développé, appelé « Folfox », sait cela.

Mon médecin insiste sur la mucite, sorte d'aphtose buccale pénible. Puis elle me propose de procéder à une conservation de mon sperme. Je réponds par la négative. Je suis père de quatre enfants et n'envisage pas d'en avoir d'autres. Et puis la stérilité après une chimiothérapie n'est pas toujours définitive.

Dans cette nouvelle position de malade, je mesure à quel point, lorsqu'on se voit atteint d'une affection sérieuse, le premier contact avec le médecin référent pèse lourd, très lourd. Le docteur Brice a en face d'elle avant tout un toubib qui nourrit son imaginaire et ses inquiétudes de ses connaissances livresques et de l'expérience acquise dans son exercice professionnel.

Je repasse dans ma mémoire les cohortes de malades qui m'ont consulté pour un cancer du pancréas, de l'œsophage, de l'estomac ou du côlon... Ai-je toujours employé le ton et les mots justes ? Il est probablement un peu plus facile de parler quand les chances de guérison sont élevées et qu'on a la possibilité de rassurer son patient sans arrière-pensée.

À propos : l'expression de « guérison possible » apparaît en toutes lettres dans les brochures destinées aux patients de ce service d'hématologie. Objectif raisonnable, donc, que le malade prend volontiers pour argent comptant en le lisant. Encourageant ! Mais, pour la plupart des cancers, le médecin se garde d'évoquer hâtivement cette éventualité lors de la première consultation. Dans certains cas, les patients arrivent portant sur les épaules le fardeau d'un pronostic grave qu'ils tiennent de la bouche d'un autre médecin, d'un proche ou d'une consultation par Internet. Alors, à défaut de parler de guérison définitive lorsque ce n'est pas un objectif réaliste, on insiste sur la possibilité de contrôler la maladie et d'améliorer la qualité de vie, on vante la qualité de l'équipe soignante et détaille les nouvelles possibilités thérapeutiques. Car, depuis une dizaine d'années, des progrès sensibles ont été effectués pour soigner les tumeurs, y compris les plus graves.

Dans la rage et le sentiment d'impuissance d'avoir vu ma cousine Béatrice, à l'âge de trente-trois ans, tuée par un cancer du pancréas en moins de six mois, j'ai peut-être puisé l'envie de m'occuper des patients qui en sont atteints. En centre hospitalo-universitaire (CHU), la chance m'a été offerte de participer à l'amélioration des traitements, de tester les nouvelles molécules, de réfléchir à des schémas thérapeutiques plus efficaces. Un soignant peut puiser une motivation profonde dans le désir de réparation et de sublimation de deuils passés.

J'ai aussi vécu le chagrin de ma mère et de ma grand-mère devant lesquelles un chirurgien décréta incurable le cancer prostatique de mon grand-père au cours d'une consultation de cinq minutes – payée très cher. Elles n'ont pas cru pouvoir transmettre au malade un pronostic aussi grave. Mon grand-père a vécu plus de cinq ans dans un mensonge soigneusement entretenu, au prix de la souffrance de ses proches qui avaient été seulement alarmées, mais ni préparées ni soutenues, par une annonce cruelle et inadaptée. Enfant, j'ai perçu et ressenti la souffrance née de cette situation inextricable dont était responsable un mandarin de la médecine.

En sortant de la consultation, je ressens un immense soulagement et une joie non feinte, comme si je venais d'apprendre que j'étais reçu au concours de première année de médecine.

Je sais où je vais, j'ai confiance, je *veux* guérir, je *vais* guérir.

Dehors, il y a un soleil resplendissant et un ciel bleu franc, très en phase avec mon soulagement du moment. Je respire à grandes bouffées. J'appelle Solange, puis Philippe R. Je pense que, dans ces instants, au bout du fil, j'ai dû dégager beaucoup d'enthousiasme verbal, une faconde optimiste.

Le temps qui doit s'écouler avant la première chimiothérapie me paraît tout de même assez long. Je suis maintenant pressé d'en découdre avec ma maladie, mais aussi de tester ma tolérance au traitement qui m'inquiète un peu. Je file au Photomaton du coin pour faire des photos d'identité avant que mon capital capillaire ne s'évanouisse. Et que mon apparence change radicalement, en vue des inscriptions et papiers divers à remplir dans les mois à venir...

J'ai beau dire que tout s'est bien passé, le soir je craque un peu et crie contre Jeanne pour une histoire idiote. C'était comme si quelqu'un d'autre avait parlé à ma place, les nerfs à fleur de peau. Je m'en suis beaucoup voulu après. Ma douce, mon amour de fille. Je suis allé l'embrasser pendant son sommeil. Comme tous les soirs, mais plus fort encore cette fois-ci.

15 mai

Temps toujours superbe. Achats de frusques adaptées aux modifications corporelles. Tee-shirts colorés. Taïna et Maïra, les filles de mes voisins, m'ont apporté une casquette de rappeur en jean pour cacher la perte des cheveux. J'ai beaucoup joué au ballon avec les filles et fait du vélo avec Gabriel. Il a fêté ses quinze ans avec quelques bons copains.

Je suis un cancéreux assez en forme, finalement.

18 mai

Court passage à l'hôpital Beaujon. Les messages de sympathie commencent à affluer, par mail surtout (et tant mieux). Les résultats des nouvelles analyses m'apprennent que je n'ai ni le virus de l'hépatite C, ni celui du VIH. On réalise ce dernier test systématiquement au moment du diagnostic d'un lymphome, le SIDA étant un pourvoyeur de ce type de cancer des ganglions. C'est idiot, c'est évident, mais cela me fait plaisir !... Notre métier nous expose un peu à contracter ces affections. On se console comme on peut.

Je rédige une transmission (la fameuse « trans » des médecins qui passent le témoin au sortir d'une garde) pour les malades que je soigne et que mes collègues devront voir à ma place en consultation dans les mois à venir.

À cet instant, je me sens un peu coupable de les laisser en plan – les collègues et les malades ! Je deviens inutile. Bien involontairement.

Dans la même journée, je croise deux médecins qui connaissent l'hématologie pour y avoir travaillé. Deux discours contrastés à quelques heures d'intervalle. Le premier prédit des choses sombres sur la tolérance du traitement. Maladresse, maladresse. Le second, manifestement plus fin, qui connaît mieux les choses, emploie les bons mots. Il alterne les mises en garde : « Le traitement va cogner, revois tes projets à la baisse », et les encouragements : « On peut faire la chimiothérapie en hôpital de jour. » Il est donc possible de réaliser le traitement sans dormir à l'hôpital. Bonne nouvelle !

Deux personnes, deux approches très différentes, qui apportent un éclairage sur leur personnalité respective. Aborder un collègue malade est décidément un exercice acrobatique et psychologiquement assez périlleux. L'optimiste de rigueur, la tape sur l'épaule et le « tout va bien aller » ne passent pas comme cela.

Car le médecin a une représentation, parfois assez nette, de l'envers du décor.

19 mai

C'est curieux, plus l'heure de la chimiothérapie approche, et mieux je me sens. Comme si je devenais invulnérable, tel un héros de bande dessinée. Je ne ressens pratiquement plus de douleur avec l'ibuprofène.

J'accompagne au piano Gabriel qui répète son audition de violon. Nous jouons du Rieding et du

Bach. Je mesure le bonheur de l'instant. Que ne l'ai-je pas fait plus souvent !

21 mai

Je déjeune avec Freddy, mon copain de fac diabétologue à Besançon, qui, comme moi, s'est pris au jeu de la carrière hospitalo-universitaire.

Rendez-vous à proximité du Palais des congrès, porte Maillot, lieu habituel de nos grands congrès médicaux. Pour tous les deux, être professeur de médecine n'est pas une fin en soi, mais un *moyen* d'accomplir de belles choses, de transmettre, de construire et de participer au progrès scientifique.

Nous pouvons parler des heures ensemble. De la vie, du travail, de l'amour, de la famille. Il a une certaine sagesse de la vie, une sérénité contagieuse. Aujourd'hui, cela tombe particulièrement bien. Les encouragements prodigués me font du bien.

23 mai

J-1. Nous fêtons les huit ans de Jeanne avec ses copines de l'école Lully de Versailles. Cet établissement spécialisé dans l'enseignement précoce de la musique est un vrai lieu de bonheur. Tous les enfants jouent très tôt d'un instrument, participent à un orchestre, chantent et connaissent vite les rudiments du solfège. J'aime bien organiser les jeux pour les petites – l'ambassadeur, les chaises musicales, la course à la patate... –, mes vieux réflexes de titulaire du brevet d'aptitude aux fonctions d'animateur sans doute. Mais je ne suis pas très en forme, cet après-midi. J'ai de nouveau mal au ventre. L'inquiétude monte. En regardant les fillettes rire et chahuter dans le jardin, je m'efforce de chasser les mauvaises pensées qui surgissent à mon insu : « Et si c'était le dernier anniversaire auquel je participe ? »

Lorsque Solange a reparlé aux filles des effets indésirables qui m'attendent avec le traitement, Jeanne a eu cette réponse très nature et très sage : « Tu sais maman, il ne faut pas dire ça. *Chacun réagit différemment* et papa, ça se passera peut-être bien pour lui. »

Veillée d'armes. Au sens guerrier du terme. J'ai envie d'en découdre avec le lymphome.

Je reçois plusieurs appels téléphoniques de soutien. Apéritif chez des voisins le soir, effet sédatif bienvenu de l'alcool. Puis nous invitons Théophile, un ami d'Élie, à me couper les cheveux très court. Mon fils ne souhaitait pas s'en charger. Les jeunes de cette génération ont tout ce qu'il faut pour se coiffer. De la tondeuse au gel. Ambiance de potache.

Mais la tension, la trouille, continuent de grimper. Douche et dodo.

DEUXIÈME PARTIE

Le traitement

V

La chimiothérapie

24 mai

Il fait encore un temps magnifique. J'en ai déjà parlé : deviendrais-je si sensible à la météo ? Les bords de Seine sont superbes. Bon présage.

Je pénètre dans le couloir étroit de l'hôpital de jour d'hémato-oncologie adultes de l'hôpital Saint-Louis. C'est dans ce petit espace que tout va se jouer.

La chambre numéro 7 m'est attribuée. Accueil de Christine K. qui m'explique qu'elle sera mon infirmière attitrée. Métis franco-ivoirienne, elle a la voix douce et chantante. Elle parle avec autorité, sourit et rassure. Première perfusion dans le bras. Pour les prochains traitements, j'aurai une « chambre implantable » (petit réservoir) sur le torse pour faciliter la réalisation des traitements. Je vois avec un certain étonnement passer tous ces produits : six en tout, plus les antivomitifs, comme un feu d'artifice thérapeutique coloré un peu inquiétant. Oh ! la belle jaune, la belle blanche, la belle rouge.

Sorte d'empoisonnement légal pour guérir.

Le premier produit, le rituximab (Mabthéra), consiste en un anticorps dirigé contre les lymphocytes tumoraux *high-tech*. Ça m'évoque *Le Voyage fantastique*, film que j'avais vu quand j'étais enfant, dans lequel les héros miniaturisés, injectés avec une seringue, circulaient dans l'organisme d'un personnage politique important pour aller détruire un caillot qui menaçait son cerveau. À un moment, ils étaient attaqués comme de vulgaires microbes par une nuée d'anticorps gluants qui se collaient à eux au risque de les étouffer. Le Mabthéra peut provoquer les phénomènes allergiques dont m'avait averti la visiteuse médicale il y a quelques jours. Avec un risque (rare) d'accident sévère de type œdème de Quincke, sorte de gonflement impressionnant du visage et de la langue. Mais tout se passe bien pour moi, alors la dose est progressivement augmentée.

Arrive le moment de la première ponction lombaire – la « P.L. » pour les toubibs. Pourvu que je n'aie pas mal à la tête ce soir ! J'ai fait ce geste des dizaines de fois quand j'exerçais comme interne en service de neurologie à l'hôpital de la Salpêtrière sous la houlette du professeur Bruno Dubois. Tout est affaire de bon positionnement du patient et d'assurance du médecin. Sorte de métaphore du torero qui doit porter l'estocade fatale d'un seul coup de lame, sans trembler pour ne pas faire souffrir la bête. Il faut piquer une fois et ne pas rater. Le malade n'apprécierait pas. Chez un enfant, la première tentative ne doit pas échouer sous peine de ne pouvoir le convaincre à nouveau de tenter l'aventure.

Faisant face au dos courbé de son malade qui attend la pénétration de la longue tige métallique, pas du tout troublée par la semi-nudité et la musculature de rêve qui borde les vertèbres de son patient-médecin, le docteur Patricia Franchi se prépare. Elle s'occupe de l'hôpital de jour du service d'onco-hématologie où je suis soigné. Il s'agit d'une jeune femme (presque mon âge, donc jeune), brune, pétillante et chaleureuse.

Elle pique franchement, sans états d'âme apparents, à l'injonction de : « J'y vais ! » La douleur punctiforme et fulgurante surprend un peu, mais elle est supportable. Injection de cortisone, puis du produit de chimiothérapie.

Une bonne chose de faite. Encore un mythe qui tombe, encore un col de franchi dans mon trekking thérapeutique.

Cette première rencontre avec les traitements s'est bien passée. Comme en sortant de la première consultation le 14 mai dernier, un certain enthousiasme m'habite. *Et si ce n'était que cela ?* « Même pas peur, même pas mal », comme murmurent les enfants tancés pour une bêtise.

Je commence à prendre conscience d'une certaine odeur des produits qui circulent dans mon organisme. Je suis un peu groggy en me retrouvant dans le hall de l'hôpital. Sans doute l'effet des antivomitifs qui ramollissent un peu.

Il n'y avait pas de Zophren en cachets disponible dans le service. Un comble ! J'ai été invité à aller l'acheter à la pharmacie du coin. Comme quoi, on peut sortir d'un CHU hautement spécialisé et se voir imposer, en solitaire, une triviale poursuite d'un médicament important. Et me voilà parti en quête du Graal antinauséeux dans ladite officine située à quelques encablures de l'hôpital.

Puis taxi, direction ma banlieue. Un peu d'embouteillages parisiens, et je retrouve ma famille avec plaisir le soir et dîne normalement.

Dans mon soulagement d'avoir franchi cette étape, j'ai un peu occulté que cette chimiothérapie très lourde s'apparente à une bombe à retardement. Et celle-ci est en marche : hoquet et fortes nausées à minuit ; à trois heures du matin, je suis à nouveau réveillé par des douleurs abdominales très violentes. Je me tourne dans tous les sens, mais ne trouve pas la position qui soulage. Je n'ai que du tramadol sous la main, dérivé de la morphine insuffisant lorsque les maux sont trop intenses. Mais je n'ai pu me procurer que celui-là, les autres n'étant pas stockés à la pharmacie, par peur des toxicomanes sans doute. J'avale un tiers de la boîte sans obtenir de soulagement. Mais une image positive émerge de mon esprit dans la pénombre : les douleurs traduisent la nécrose des ganglions tumoraux, bien sûr ! Leur cri de souffrance, l'ébauche de leur destruction.

Cette pensée me réconforte et m'aide à mieux les supporter, et je me rendors comme un bébé.

25 mai

Hoquet et nausées toute la journée. Le jour suivant, un peu bravache, j'invite quelques proches à voir la finale de foot Monaco-Porto à la télévision. Funeste souvenir, sportivement parlant, mais surtout parce que j'expérimente mes premiers vomissements pendant le match. Je m'esquive à plusieurs reprises en essayant de me faire discret. La présence des autres me pèse à ce moment précis et j'ai hâte qu'ils s'en aillent.

Des troubles olfactifs ont fait leur apparition. Le goût des aliments se trouve parasité par une odeur douceâtre indéfinissable. Les volutes des cigarettes de Solange ont pris un détestable parfum de gaz butane. Je lui demande de ne plus jeter les mégots dans la poubelle, car j'en détecte à distance l'odeur qui m'est devenue insupportable.

Ce genre de détail va modifier sensiblement notre existence quotidienne.

26 mai

Une bonne nouvelle sous la forme d'un courrier du docteur Brice. Le contrôle de ma prise de sang, fait à l'hôpital Saint-Louis, contredit les résultats obtenus lors du bilan initial qui indiquait une valeur anormale d'une enzyme appelée LDH ; l'élévation du taux de cette dernière a une valeur pronostique péjorative – car elle reflète une grosse quantité de tumeur – et justifie de renforcer la chimiothérapie. Petit résultat... grosses conséquences : il est possible de me supprimer un des traitements qui avaient été prévus à cause d'un résultat erroné.

27 mai

J'ai arrêté l'antivomitif Zophren trop tôt, je n'en avais pas acheté suffisamment. En cette veille de la seconde perfusion du premier cycle, j'ai eu des vomissements toute la nuit. Dans le taxi pour aller à l'hôpital, je suis une loque, démoralisé, épuisé. Allongé sur la banquette, je ne profite plus du paysage, je ne vois que le ciel et, au passage, juste le troisième étage de la tour Eiffel.

Le trajet me paraît d'autant plus interminable que l'odeur de propre des fauteuils du taxi m'écœure. Toujours ces fichues distorsions sensorielles.

J'ai préparé une valise avec des affaires, tant j'ai la certitude qu'on m'hospitalisera. Erreur ! Le docteur Franchi m'accueille et pige instantanément que ce n'est pas la grande forme. Après mon court récit, elle me fait perfuser du sérum physiologique. Après un ou deux litres du soluté, je commence à revivre. J'imaginais naïvement que ma seconde chimiothérapie serait reportée. Erreur : elle est administrée sur-le-champ – pas le temps de dire « ouf ! » – et on me renvoie à domicile. Il ne faut pas plaisanter avec le protocole de traitement.

Ma collègue Olivia est passée me voir. Je suis ravi de sa visite. Sa grande compétence médicale est doublée d'un cœur immense. Plus tard, j'apprendrai que la tête que je tirais ce jour-là l'avait un peu bouleversée.

Maintenant, je me sens mieux, bien réhydraté et rassuré. Et finalement ravi d'avoir pu terminer ce premier cycle.

Plus que deux.

Je ne rêve plus, je suis dedans. De l'autre côté de la perfusion.

En rentrant, je lis avec émotion deux lettres qui m'ont été adressées et dont la justesse de ton et l'intensité m'ont beaucoup touché. La première a été écrite par mon premier patron de gastroentérologie, le professeur Serge Bonfils, maintenant octogénaire.

Cher Pascal,

Philippe R. *[mon actuel chef de service]* vient de me mettre au courant des problèmes de santé qui vous atteignent. Alors que vous êtes jeune, c'est-à-dire marqué par un espoir de vie étendu, ce que je sais de votre maladie comporte des paramètres de sévérité et de durée que personne ne peut, pour le moment, apprécier. Vos responsabilités familiales et professionnelles rendent cette incertitude encore plus douloureuse. Il est facile, par l'affection, l'expérience clinique, l'imagination de se mettre – non pas à votre place mais – sur les chemins que parcourt votre pensée. Mais que vous apporter de plus que cette affirmation ? Le témoignage d'amitié et d'estime que comporte ce petit mot avait-il besoin d'être exprimé, alors qu'il était implicitement (ou explicitement) contenu dans les contacts et échanges que nous avons eus depuis que vous avez été mon interne ? Mais je puis vous dire aussi que j'avais besoin de l'exprimer au-delà d'un optimisme médical alimenté par les circonstances de découverte de votre maladie, la qualité de la prise en charge et tout ce que la Science nous a donné comme armes. Votre séjour à l'institut Curie *[j'y ai effectué mon diplôme d'études approfondies (DEA) et ma thèse de sciences sur la génétique des cancers colorectaux – NdA]* fait de vous un expert ; c'est également essentiel pour votre entourage. Votre famille d'abord, vos amis, vos collègues, vos élèves ensuite, car tous sont porteurs d'une part de votre image qu'ils font vivre dans une réciprocité au sein de la communauté des hommes. C'est ainsi que je pense à vous (que je penserai à vous), en vous offrant la meilleure part de moi (la Croyance en la Science et la Croyance de Dieu) comme viatique : ce qui est, à la fois, minuscule et considérable, car je ne puis donner plus. Je vous adresse mes sentiments de profonde estime et de profonde affection. Je sais que vous êtes armé pour triompher de nombre d'épreuves ; vous avez toutes chances de gagner ce combat. Je vous embrasse.

La seconde est l'œuvre de ma tante, la sociologue Évelyne Sullerot.

Bien cher Pascal,

Tu as dû déjà recevoir tant de coups de téléphone et de lettres... Que puis-je te dire qu'on ne t'ait déjà dit ? Simplement parce que je viens de perdre mon mari et que je suis vieille, je puis t'assurer que toi, tu es du côté de la vie. Tu es dans le camp de l'espérance et du combat. Je te fais confiance pour traverser cette épreuve et en sortir vainqueur – encore plus et mieux « toi » qu'avant, tant il est vrai que « nul ne se connaît tant qu'il n'a pas souffert ». Épreuve : le mot est fort et contient la racine « preuve ». Il faut se prouver à soi-même. Tu étais beau, jeune, fort, intelligent, actif et à volonté séducteur et séduisant dans le meilleur sens du terme et pour les meilleures causes – pour élever tes enfants, rassurer de tendresse ta femme et tes parents, écouter et réconforter des malades, animer une équipe – que sais-je encore ? Tu avais tous les atouts entres les mains et tu en jouais bien... À cause d'un traitement barbare, tu ne vas plus pouvoir mener ce jeu, mais apprendre à subir, connaître la faiblesse, apparaître aux autres faible, non plus guérir mais te soigner... Ce dépouillement de tes pouvoirs n'est que momentané, tu demeures intact à l'intérieur – ce n'est qu'une zone de brouillard à traverser, un faux-semblant. L'important est de conserver amour pour les êtres et foi dans la vie, d'apprécier les arbres, les étoiles, la mer, de faire des projets, de ne rien lâcher. À mon âge, on doit se résigner aux coups du sort, et accepter. À ton âge, étant qui tu es, il n'est pas question de résignation, le courage est dans la lutte et la confiance... Je pense à toi très fort. Il ne sera pas dit que je ne t'appellerai plus, comme à l'accoutumée, « beau doux neveu ».

30 mai

Le week-end qui suit se révèle très agréable en comparaison de la semaine écoulée. Samedi, installé au soleil dans le jardin, en famille, je dévore deux cents grammes d'entrecôte cuite comme il faut par Solange – un vrai cadeau.

Je savoure ce petit bonheur retrouvé. Mes proches sont rassurés. Les enfants, eux, vivent leur vie. Et c'est très bien comme cela. Élie part jouer au foot avec des copains. Gabriel file rejoindre son orchestre. Jeanne et Colombe jouent, rient et se disputent. Leur vie continue comme si de rien n'était, au détail près que leur père reste à la maison en permanence.

Je n'ai pas encore affronté les effets de la « deuxième semaine » : la mucite (érosions des muqueuses de la bouche) et l'aplasie (baisse importante des globules et des plaquettes du sang). En attendant, je lis les mails humoristiques distillés par Philippe L. Franche rigolade.

Je reçois la visite de deux médecins de mon service – Dermot et Olivier C. – avec Réza, un chirurgien, venu avec ses trois enfants. Nous parlons beaucoup, de la maladie, des potins de l'hôpital Beaujon, de la vie en général. Nous refaisons le monde de la médecine et plaisantons. Je me sens assez bien pour profiter de l'instant.

Avec les autres collègues, ils se sont cotisés pour m'acheter un Ipod, car ils connaissent l'importance de la musique dans ma vie. En mémoire des « bœufs » musicaux faits ensemble, dès que nous trouvions un piano dans une salle de restaurant ou d'hôtel pendant les congrès.

J'ai droit aux explications d'Olivier C., qui est chef de clinique et mon cadet de douze ans, pur produit de la génération qui maîtrise toutes les nouvelles technologies et n'a de cesse de se procurer le produit dernier cri. Comme dirait ma petite Colombe en parlant d'un mobile récemment acquis par son frère : « Avec son nouveau portable, Élie peut prendre des photos, faire des calculs, noter ses rendez-vous et même... téléphoner ! »

Olivier C. fait montre d'une pédagogie minutieuse qui, je crois, impressionne mes garçons.

Merci les gars, ce fut un bien bon moment.

31 mai

Je relis de temps en temps machinalement la brochure qui m'a été remise à l'hôpital Saint-Louis et qui concerne les lymphomes et leur traitement.

Bon ! pour les effets secondaires, je commence à m'en faire une petite idée. On suggère que la libido peut en prendre un coup. Au moment même des perfusions, il est vrai... Non, sérieusement, aucun changement négatif dans ce domaine. Le pou n'est pas mort, comme chantent les internes en salle de garde.

La sexualité, pendant cette période chamboulée du traitement d'un cancer, reste une des plus belles manifestations de l'instinct de vie. Et puis le corps maltraité n'aurait-il pas le droit à un peu de considération affective et sensuelle ?

Nous n'interrogeons sans doute jamais assez les malades sur ce sujet.

Les femmes opérées d'un cancer du sein subissent une blessure narcissique ; leurs conjoints devraient redoubler de prévenance et de désir.

J'écoute beaucoup de musique. La *Faust-Symphonie* de Liszt pourrait assez bien refléter mon humeur variable du moment. Elle débute sur un motif simple, un peu inquiétant, chromatique et descendant. Puis les cuivres répondent aux cordes, dans une superbe alternance d'agitation et de sérénité, et il y a cette petite voix ascendante du violon qui rappelle l'espérance. C'est beau.

VI

Comment parler aux malades ?

1er juin

Le téléphone (fixe) ne cesse pas de sonner, ce qui pèse sur la vie de famille. Le nouveau mobile que je viens d'acheter émet une petite musique métallique signalant les nouveaux messages. Cette dernière a tellement retenti pendant que je subissais les nausées qu'une sorte de boucle réflexe s'est mise en place à mon insu : chaque fois qu'elle retentit, elle déclenche automatiquement une envie de vomir. Véritable effet de Pavlov expérimental. Heureusement, Élie, qui la trouve « relou », vient à la rescousse et m'en programme une autre à son goût.

Comment établir le contact à distance avec un proche ou un ami malade ? C'est une question délicate pour laquelle il n'existe pas de réponse toute faite. J'ai eu le temps de réfléchir à ce sujet pas du tout anodin dans ma situation, d'un homme au milieu de sa vie (enfin j'espère !) qui a un grand réseau relationnel familial, amical et professionnel.

Le courrier est un mode de communication courageux, qui réclame un investissement personnel, une prise de risque (*scripta manent*). Il est souvent agréable à lire pour le malade, si tant est que les correspondants aient trouvé le ton juste.

Depuis un mois, les lettres affluent à la maison. Chaque auteur y dévoile une part de sa sensibilité, de sa compassion et tente de transmettre sa force, son énergie. Cependant, il est dur de répondre au courrier quand on est vaseux, mais au fond, est-ce bien nécessaire ?

Le téléphone ? C'est fatigant de répéter constamment les mêmes choses à mes différents interlocuteurs. Je m'efforce de me mettre à leur niveau d'information ou de compréhension, qui varie tellement d'un sujet à l'autre. J'adapte constamment mon discours à leur sensibilité, à ce que j'estime qu'ils peuvent recevoir comme message.

Là, j'ai vraiment la double casquette, je cumule les mandats : celui du malade et du médecin. Chaque fois, il faut délivrer un petit cours sur le lymphome. Parler des chances de guérison.

Mais, en définitive, j'ai le sentiment de donner plus que de recevoir, de rassurer plus que d'être réconforté. C'est ainsi. Il faut un certain fatalisme : médecin je suis, médecin je reste dans toutes les circonstances de la vie. Aujourd'hui, j'ai trouvé cela un peu épuisant. D'autant que tous les appels ne sont pas source de plaisir. Car, à côté de la réelle empathie, il peut y avoir une forme de curiosité morbide ou de transfert de l'inquiétude de certains interlocuteurs. Le « Comment ressentirais-je les choses si j'étais à sa place ? » transpire dans leur diction. Je parlais de la puissance des messages non verbaux, de la trahison des émotions par l'expression corporelle, le regard ou les mimiques. La voix révèle également beaucoup, à travers ses intonations, ses respirations et ses hésitations. Cette expression de l'inconscient, il est possible, avec la force de l'attention et de l'habitude, de la décrypter.

Fort heureusement, la majorité des amis et proches restent sincèrement chaleureux et trouvent le ton juste. Avec parfois des plaisanteries bien dosées, de l'humour permettant une distanciation vis-à-vis de l'événement. Pour un médecin face à son patient, il faut savoir parler des choses graves en s'adaptant à son niveau émotionnel et intellectuel, trouver des sources d'optimisme quand bien même la situation est sérieuse, tout en ne banalisant jamais. La médecine est non seulement une science, mais aussi un art, celui de s'adapter continûment, lors d'un face-à-face, au ressenti du malade. D'être en phase, de transcender les mots pour atteindre une complicité, un cheminement de pensée commun. Trouver un contrat tacite sur ce que le malade *veut* savoir et *peut* entendre.

Dans mon histoire, il y a aussi celles et ceux, pourtant proches dans la vie de tous les jours, qui ne se manifesteront pas, ou alors beaucoup plus tard. Selon moi, plusieurs interprétations sont possibles. Peur d'aborder le problème du cancer. Crainte de ne pas trouver les mots justes, d'être débordé par l'émotion. Ou plus simplement celle de déranger : silence qui exprime le respect, la pudeur. Certain(e)s de ces « silencieux » me diront plus tard s'en être culpabilisés, s'être sentis mal à l'aise. Mais un silence rempli de pensées affectueuses est plus fort et agréable qu'une logorrhée d'émotions qui vous parasite.

Dans le tableau de David figurant les derniers moments de Socrate avant qu'il ne mette fin à ses jours en buvant la ciguë, il est intéressant d'observer les réactions des personnages qui entourent le maître tenant la coupe de poison : la plupart semblent affolés, se lamentent, détournent leur visage ou se cachent les yeux. D'autres quittent la maison. Un seul semble capable d'assumer la situation qui pose fermement sa main sur la cuisse de Socrate et regarde intensément son visage.

J'ai trouvé que les personnes les plus à l'aise dans ce type de contact délicat étaient souvent les « connaisseurs ». Ceux, heureusement rares, qui ont vécu jeunes – à un niveau similaire de responsabilités familiales et professionnelles – l'expérience d'une maladie ou d'un accident sérieux. Ou alors, à un degré moindre, celles et ceux qui ont la connaissance médicale pratique de la chose.

Ils m'ont dit, à l'annonce de ma maladie, des mots forts et justes, car ils me connaissaient bien et maîtrisaient certains tenants et aboutissants de l'affection et de la chimiothérapie : « Le traitement va cogner. Revois à la baisse tes ambitions et tes projets dans les mois à venir. Sinon, tu risques de ne pas tenir les objectifs que tu te seras fixés et cela serait dur à vivre sur le plan psychologique », m'ont prévenu tour à tour mes collègues Christophe et Jean-Marie.

C'est vrai. On ne peut pas faire comme si de rien n'était, gommer la maladie et le traitement, et rester à cent pour cent. Dieu ! que c'est dur pour les passionnés, les adeptes plus ou moins conscients de la fuite dans l'activisme, qui illustrent la théorie de

Blaise Pascal : l'être humain se perd dans le divertissement pour oublier qu'il va mourir un jour !

Quand, dans ma profession, j'explique les modalités d'une chimiothérapie, j'observe que les grands actifs supportent très mal la perspective de l'immobilisation, de l'inactivité forcée, du renoncement à mener une vie normale – professionnelle notamment. Elle soulève des inquiétudes immédiates parfois bien plus importantes que l'anticipation des effets secondaires ou la crainte de l'inefficacité du traitement.

Autre mode de communication avec les malades, les minimessages ou SMS. Leur contenu est nécessairement réduit à sa plus simple expression ; l'absence de ponctuation, lorsque l'utilisateur ne la maîtrise pas, peut retirer de la force au texte. Mais il est des personnes très talentueuses dans cet exercice qui arrivent à extraire le meilleur des mots, à en tirer une essence rare mais délicieuse à lire.

Enfin le courrier électronique. Le texte est souvent court et épuré, les mots là aussi triés – rares sont les gens qui tapent aussi vite que leur pensée. Alors que l'appel téléphonique vous tombe dessus à tout moment, sauf à laisser le répondeur branché, il est possible de lire les e-mails quand on le désire. Et de répondre à son rythme, avec une dépense énergétique limitée. Cet outil constitue un progrès indéniable et irréversible pour les isolés et les malades équipés en informatique.

J'adresse régulièrement, par courrier électronique, de mes nouvelles aux collègues de mon service à l'hôpital Beaujon, utilisant l'envoi groupé. J'élabore soigneusement les phrases, connaissant le poids des mots en médecine et l'attention avec laquelle ils seront lus. Je choisis le parti d'un optimisme lucide, partant du principe que j'écris à des professionnels auxquels on ne raconte pas de bobards.

Le recul donne du relief à l'importance prise dans mon existence par cette équipe médicale. À force de vivre avec ses pairs dix à douze heures par jour des situations de vie – et de mort – parfois très fortes...

Un dernier élément de la communication avec le malade me paraît essentiel : l'usure du temps. À l'agitation initiale au moment du diagnostic et de l'annonce de la maladie, aux multiples démonstrations d'affection et de solidarité succède un renvoi progressif au silence et à la solitude. Soutenir dans la durée est quelque chose de très difficile, lorsqu'une maladie et son traitement s'étalent sur des mois, voire des années. *A fortiori* lorsqu'il n'y a pas ou peu de progrès objectifs à attendre. Les soignants qui prennent en charge des sujets hospitalisés pour une affection chronique le savent bien : il faut puiser dans l'imagination, donner de sa personne pour affronter tous les jours son prochain alité depuis des semaines, surtout quand le pronostic est incertain ou mauvais, s'il est impossible d'évoquer, par exemple, un retour à domicile, la fin des ennuis. Je pense aux accidentés, souvent jeunes, de l'hôpital Raymond-Poincaré à Garches, que je côtoyais lorsque j'étais étudiant en médecine. Que dire à un type âgé de vingt ans comme vous qui sait qu'il ne pourra plus jamais marcher ? C'est un art difficile d'improvisation, pour renouveler les encouragements dans la durée. On cherchera une raison d'espérer dans des progrès ténus, l'amélioration de l'autonomie, la disparition d'un symptôme gênant ou l'acquisition d'une certaine sérénité après la difficile phase d'acceptation de la maladie ou du handicap.

Pour les malades atteints de cancer comme pour les autres, le énième mois de traitement – voire la survenue d'une rechute de la tumeur – « intéresse » moins que le premier. Certains proches se lassent, ils ne savent plus quoi dire. Les contacts, les manifestations de solidarité se raréfient. Un peu comme après un deuil, la personne affectée est très entourée dans les premières semaines et puis, lorsque chacun a retrouvé ses préoccupations et repris le cours de sa vie, la chape de la solitude tombe brutalement. Cette forme de solitude, je la vivrai un peu aussi.

Pour lors, il me faut rester là, sans bouger, coincé entre le lit et le fauteuil. Réduit à l'inactivité, à la passivité, à la dépendance. À contre-courant de la vie de tous les jours. Plus qu'une expérience, c'est une épreuve pour moi, car je me range dans la catégorie des gens très actifs. De plus, à la différence d'une immobilisation pour une jambe cassée, le cancer pose des questions métaphysiques douloureuses – la vulnérabilité humaine et la finitude de l'existence.

La journée se termine. Je lis la lettre d'un patient italien reparti dans son pays d'origine pour y vivre ses dernières semaines. Il a été averti de mes soucis. « Le voyage *[vers l'Italie]* et la prise en charge par les équipes médicales se sont bien passés. Je suis suivi par un médecin avec lequel j'ai longuement parlé, tout comme avec vous. J'espère que vous allez bien et vous souhaite un prompt rétablissement. Salvatore S. »

Ce sera la dernière relation avec ce patient haut en couleur, qui, au crépuscule de sa vie, avait trouvé la force de se soucier de son docteur.

2 juin

Ça y est, les ulcérations de la bouche sont apparues. Mais ce n'est pas la mer à boire. Les bains de bouche avec la mixture Éludril-Fungizone sont efficaces. Il m'en a été prescrit six par jour. J'en fais dix. Le siphon du lavabo est décoré d'un anneau orange incrusté autour de l'inox qui persistera plusieurs semaines.

C'est le jour de ma prise de sang au laboratoire d'analyses du coin dans lequel travaille un ancien copain de fac avec lequel j'ai préparé l'internat, Xavier. Le chiffre de mes globules blancs est voisin de zéro : c'est l'aplasie. Je m'y attendais, je savais que cela surviendrait et pourtant je ressens une sorte de vertige. Je me vis soudain fragile, sans défense, véritablement tout nu. Sans doute parce qu'étant médecin je connais les risques de survenue d'une septicémie (infection grave, généralisée), événement assez peu fréquent mais redoutable chez les malades en aplasie médullaire. Les diapositives des congrès scientifiques ayant trait à la cancérologie surgissent de la mémoire. Des tableaux énumérant les effets toxiques des chimiothérapies, par grade de sévérité, y sont présentés de façon assez stéréotypée. Il y a toujours une ligne pour « aplasie fébrile » (raccourci impropre pour « aplasie accompagnée de fièvre » : ce n'est pas l'aplasie qui est fébrile, mais le malade !).

Et sur la ligne du dessous, en général, est mentionné le pourcentage de décès qui en résulte.

Et voilà comment j'éprouve d'un coup une crainte exagérée du monde extérieur avec ses bactéries, je redoute la visite des ami(e)s de mes enfants comme autant de potentielles sources de contamination. C'est un sentiment pénible en partie irrationnel. Je suis devenu nosophobique (se dit de quelqu'un qui a une crainte excessive des microbes) du jour au lendemain ! L'expérience du médecin ne me rend pas service dans ce type de situation. Je porte également un regard suspicieux sur les fruits et les légumes. Dommage, nous sortions à peine de l'interminable règne du trio hivernal pomme-orange-banane des pays tempérés.

Le soir, Solange m'administre les injections de facteurs de croissance de la moelle censés accélérer la fabrication des globules blancs, en changeant de cuisse tous les jours. Elle a gardé la main et le fait avec calme et humour ; on en rit souvent. Ou comment mettre du piquant dans la vie de couple...

VII

La musique, encore la musique

« Imagine, maintenant : un piano. Les touches ont un début. Et les touches ont une fin. Toi, tu sais qu'il y en a quatre-vingt-huit, là-dessus, personne ne peut te rouler. Elle ne sont pas infinies, elles. Mais toi, tu es infini, et sur ces touches, la musique que tu peux jouer est infinie. »

A. Baricco (*Novecento : pianiste*).

« Dimitri avait une autre raison de demeurer impavide : son piano. Cet instrument était magique, m'expliquait-il pour me rassurer. Une sorte de divinité se cachait à l'intérieur, qui assurait protection et invulnérabilité à son propriétaire et sa famille. »

A. Salatko (*Horowitz et mon père*).

3 juin

J'avais réfléchi, avant de débuter le traitement, sur la gestion de cette période de coupure professionnelle forcée. Bonnes résolutions : m'occuper plus de ma famille, faire de la musique et lire, méditer et me reposer.

Du temps libre, je n'en ai jamais eu autant depuis le début de mes études.

Je plonge dans l'écoute des classiques. Une vie ne suffirait peut-être pas à tout découvrir. Là, j'ai la possibilité d'écouter de longues œuvres *in extenso*. Je débute par les requiem de Brahms ou de Verdi. Et les concertos pour piano, une forme de musique qui m'est chère : Chopin, Liszt, Saint-Saëns, Ravel, Mendelssohn, Beethoven, Prokofiev, Schumann et, bien sûr, Mozart. Je pourrais les chanter de la première à la dernière note. C'est un peu mon domaine sacré. Le premier mouvement du deuxième concerto de Rachmaninov me donne constamment la chair de poule dès les premières notes. Et je ne connais pas de dissonances plus belles que celles de l'adagio du concerto en sol de Ravel. La rencontre improbable et merveilleusement dissonante du si bécarre de la main droite et du si dièse de la main gauche.

Mon professeur de piano, Chantal Perrier-Layec, était concertiste à l'orchestre Paul Kuentz. Elle m'a initié à cet instrument et permis d'avoir mes premières grandes émotions musicales. Enfant, j'ai eu le bonheur de tourner les pages de sa partition quand elle a tenu l'orgue pour interpréter l'*Oratorio de Noël* de Bach à l'église Saint-Séverin de Paris.

Dans les moments durs, je savoure aussi un de mes grands bonheurs musicaux, qui génère chez moi une incroyable énergie : les variations « *La ci darem la mano* » de Chopin. En bref, le thème de *Don Juan* de Mozart, sculpté pour le piano et l'orchestre par le tout jeune artiste polonais – dont ce n'était que le troisième opus. En entendant cela, le cerveau se gorge de sérotonine et d'endorphines, sûrement autant qu'avec le Prozac.

Petite anecdote sur la manière dont j'ai découvert cette œuvre : cela s'est passé à l'hôpital Bichat alors que j'étais jeune interne. Arrive une charmante externe (étudiante en médecine), Carole, avec une partition sous le bras. Un tantinet curieux et frimeur, je lui demande de me la montrer. Je connais tout Chopin sur le bout des ongles, pensais-je en mon for intérieur. Erreur ! Je parcours les pages et repère immédiatement la difficulté technique de la musique proposée et que je n'ai jamais entendue. C'est vite vu : sommet pianistique inatteignable pour moi ! L'arrogant interne se fait subitement modeste : « Tu joues ça ? » Réponse de l'étudiante : « Oui, bientôt... en concert à la salle Gaveau de Paris. Tu peux venir si tu veux. » J'en aurais avalé mon stéthoscope. Je suis allé écouter Carole jouer en soliste, avec l'orchestre des étudiants des grandes écoles. J'ai découvert, sidéré et subjugué, le fameux « *La ci darem la mano* » sous les doigts de ma jeune collègue. Choc.

J'ai pris le temps de faire accorder mon instrument. Le piano, c'est mon compagnon indéfectible des joies et des peines. À cause de cette immobilisation, je peux m'y adonner deux ou trois heures par jour, comme aux belles heures de mon adolescence. Classique, jazz, ragtime ou variétés. Et m'attaquer à des morceaux pour lesquels il faut du temps. On me procure les partitions de la *Marche des ruines d'Athènes* de Beethoven, du *Grand Tango* d'Astor Piazzola et de belles musiques de films. Au travail !

C'est un vrai bonheur, un bénéfice secondaire très appréciable de cette période d'arrêt. Je lis *La Symphonie des chefs* de Robert Parienté. Un beau condensé des vies de ces maîtres de la gestique.

Mes cheveux – pourtant déjà courts – tombent par grappes. Il y en a plein les draps et l'oreiller depuis plusieurs jours, ça gratte et c'est très gênant. Je décide donc de me raser totalement le crâne. Solange exécute la sentence dans le jardin avec un jetable et de la mousse à raser – non sans difficulté – sous le pépiement amusé des oiseaux.

4 juin

Flore, ma nièce, est étudiante en sixième année de médecine à la faculté Necker de Paris. Elle vient quérir un peu de réconfort pour préparer le concours de fin d'études – équivalent de feu l'internat – qui va se dérouler dans quelques jours. Elle se rassure en me montrant qu'elle maîtrise son sujet et quant à moi, je prends bien du plaisir. *Flash-back* sur les révisions (« sous-colles ») acharnées pour la préparation de l'épreuve avec mes copains de fac, Olivier, Freddy, Philippe, Xavier et Christine, qui comptent depuis au nombre de mes meilleurs amis. Nous avons passé de longues soirées à bosser, transpirer, rire ou nous engueuler. Chacun affirmait avoir raison et détenir la vérité absolue sur un mécanisme biologique ou un traitement de maladie, car il sortait tout droit du dernier numéro de l'évangile selon la sainte *Revue du praticien* ou d'un livre apocryphe du conférencier d'internat *lambda*. Nous jouions au foot pour couper les séances de révisions qui pouvaient durer six heures, ou plus. À coup de questions à choix multiple, les fameuses « QCM », nous nous classions chaque soir comme des coureurs automobiles de formule 1 : neuf points pour le premier, six pour le second, etc. On détestait perdre. Pour l'ego, bien sûr, mais aussi parce que la lanterne rouge du jour devait préparer la bouffe, pendant que les autres commençaient le foot. Incroyable émulation. Avec l'amitié en plus. Pas le souvenir d'un vrai bagne. En deux ans de préparation, je ne compte pas les kilos de thé Earl Grey, de madeleines, de pâtes, de camembert, de pinard et de café ingurgités ! Et nos résultats aux concours de l'internat, que nous passions à l'époque dans trois grandes régions françaises, ont dépassé toutes nos espérances.

Ces vieux souvenirs prennent un relief bien particulier. Flore sait tout sur le bout de la pulpe des doigts. Son bachotage – il faudrait dire ici son « internage » – a porté ses fruits. Je suis impressionné. Elle a engrangé tant de connaissances, jusques et y compris tous les noms propres des maladies rarissimes. Flore avait déjà brillé pour le concours de première année à la faculté Necker.

L'énumération de ses connaissances pointues débouche sur un petit gag imprévu. En récitant une question de cancérologie, elle énumère les effets secondaires, fréquents ou rares, de certains produits de chimiothérapie que je reçois – mais elle n'en connaissait alors pas le détail. Arrive le tour de la bléomycine : elle énonce studieusement chacun des risques et mentionne finalement celui – très exceptionnel – de nécrose faciale qui, à l'entendre, peut défigurer, tuer ou rendre cinglé. « Amusant. Ce produit m'a été administré il y a quelques jours », lui dis-je. Gêne de l'intéressée qui ouvre des yeux ronds. Puis nous éclatons de rire. Je ne ressemble pas encore à Elephant Man. Ouf !

Son savoir doit être exhaustif. À la veille du concours de l'internat en médecine (ou de son équivalent actuel, l'examen classant national ou ECN), l'étudiant est à un pic de connaissances qu'il n'atteindra plus jamais au cours de sa vie professionnelle. Une sorte d'Everest de l'érudition médicale, gravi à grands coups de piolet, de sueur et de matière grise.

Quelques semaines plus tard, Flore sera reçue haut la main au concours, à Paris. Ironie du sort, elle avait décidé de soigner les maladies hématologiques avant la connaissance de mon lymphome ! Je n'ai pas réussi à la convaincre d'être gastroentérologue...

VIII

La chambre implantable

5 juin

J'ai ressenti des douleurs osseuses – dans le sternum et le dos – qui traduisent l'intense activité de synthèse de la moelle qui sort de sa torpeur et fabrique de nouveaux globules. Ces symptômes sont réputés pénibles. Moi, je les ai vécus avec un grand bonheur. Les douleurs peuvent être d'heureuses messagères : elles m'ont signalé tôt cette maladie, elles ont traduit sa destruction lors de la première cure et elles me carillonnent, maintenant, la sortie d'aplasie, l'éloignement du danger.

Je pars, tôt le matin, faire ma prise de sang au laboratoire et assiste en direct au verdict. Quand il voit s'afficher le chiffre, à nouveau normal, des globules blancs sur l'écran de l'appareil, mon ami biologiste Xavier résume bien notre pensée commune : « Eh bien, voilà qui est super ! »

Retour à la vie, avec ses contacts charnels, ses microbes, ses fruits de saison ! Je décide de fêter l'événement en faisant une balade à vélo autour du grand canal dans le parc du château de Versailles. Histoire de montrer à mon lymphome qui est le patron et de me prouver ma résistance. À cet instant, la bonne tenue de mes globules rouges me le permet encore.

Mais, le soir, je paye l'effort par des douleurs abdominales assez fortes. J'ai sans doute trop secoué mes ganglions en pleine déconfiture.

6 juin

Je me prépare à passer au bloc demain pour la pose de la chambre de perfusion. Je suis encore ébranlé par l'e-mail hallucinant envoyé par un collègue hier soir : « Si tu as à peu près supporté la première cure, ce sera la même chose pour les suivantes, sur le plan digestif... car en ce qui concerne les effets hématologiques, il faut t'y préparer... » Me préparer à quoi ? À anticiper la souffrance pour augmenter le niveau d'anxiété et accroître la pénibilité de la chose ? Autres exemples de maladresses, commises par de vieilles connaissances qui raisonnaient à haute voix devant moi, et douloureusement ressenties en ces temps d'incertitude : « C'est vrai que la chimiothérapie, on peut même en mourir » ou encore : « Tous ces produits, ce sont de vraies saloperies [*sic*]. »

Imaginer qu'un médecin est plus costaud dans la tête que la moyenne des gens équivaut à une funeste erreur d'appréciation. Il n'a pas un supplément d'âme, tombé de Dieu sait où, qui l'immuniserait contre la peur de la souffrance et de la mort.

Heureusement, j'arrive à me changer les idées avec la finale de tennis de Roland-Garros. Gaudio a gagné.

Je vais faire comme lui : taper jusqu'à ce que mon adversaire, *alias* le lymphome, tombe, écrasé sous les coups.

7 juin

C'est le jour de la mise en place du dispositif implantable pour la chimiothérapie (qu'on appelle aussi port-a-cath : « qui porte le cathéter »). Cette boîte de la taille d'une pièce d'un euro est insérée sous la peau à la faveur d'une petite incision, entre la clavicule et le sein, et reliée à un petit tuyau appelé cathéter qui est placé dans la veine cave supérieure. Ouverture de l'enveloppe corporelle limitée sur le monde extérieur, précise, linéaire et fine. Comme une œuvre de Lucio Fontana dont l'art consistait à créer un espace, une profondeur dans ses toiles – *Concetto spatiale*.

Le port-a-cath est une véritable autoroute de perfusion qui améliore le confort du patient et facilite le travail de l'infirmière : cette dernière pique dans la boîte aisément accessible et cela évite la recherche laborieuse et désagréable d'une veine d'un bras à chaque cure ; d'autant que la fuite de certains produits à côté de la perfusion peut avoir des effets catastrophiques.

Combien de fois ai-je expliqué l'intérêt de ce dispositif à mes patients au cours des années passées ? « C'est très pratique, vous verrez. C'est indolore et il y a peu de complications. » C'est vrai. Même si quelques ennuis peuvent survenir – blessure pulmonaire ou infections –, ils sont somme toute assez rares.

Et ce n'est certainement pas pour moi le moment d'y penser maintenant.

L'attente dans l'antichambre du bloc opératoire s'étire environ sur deux heures. J'apprends à gérer mon impatience naturelle. Moi qui aime que les choses bougent vite, je dois changer de rythme de pensée et d'action. On parle souvent de « faux calmes » ; au fond, moi, je suis sans doute un vrai nerveux.

Je puise alors dans l'arsenal de mes forces intérieures et décide de m'évader sur une plage par un *shoot* psychosensoriel gratuit, légal et non toxique : le rêve éveillé. J'utilise une technique issue des préceptes de la sophrologie, technique de relaxation que j'ai découverte lors d'un passage dans le service d'obstétrique de l'hôpital de Saint-Cloud : des femmes accouchaient, un casque posé sur les oreilles qui diffusait un texte préenregistré relaxant, le *terpnos logos*. À l'époque où l'anesthésie péridurale n'était pas courante, j'avais été proprement sidéré de ce que l'esprit pouvait contrôler la douleur. J'avais donc suivi une formation, sous la houlette des docteurs Donnars à Paris, pour apprendre à maîtriser cet étonnant outil et arriver à me détendre, à l'époque à laquelle je préparais le concours de l'internat.

Depuis, je ne me souviens pas d'avoir pris un tranquillisant, un somnifère ou un bêtabloquant (médicament qui bloque l'action de l'adrénaline sur le cœur), même pour dormir dans l'avion ou parler devant trois mille personnes.

J'avais organisé quelques séances de sophrologie dans mon service du temps où j'étais chef de clinique.

J'en ai gardé de bons souvenirs. Par exemple, cette aide-soignante antillaise qui, une fois qu'elle se projetait sur la plage de son île chérie, n'arrivait plus à « revenir »... Il fallait attendre de longues minutes pour qu'elle accepte de réintégrer Clichy-la-Garenne. Ou encore ce cadre infirmier qui s'assoupissait et se mettait à ronfler bruyamment, suscitant des fous rires amusés des autres participants. L'expérience s'arrêta après mon départ à l'hôpital Henri-Mondor de Créteil pour la fin de ma formation de chef de clinique assistant.

Les techniques de relaxation n'ont pas acquis leurs lettres de noblesse à l'hôpital. En gastro-entérologie, il est pourtant possible de réaliser un examen peu agréable du côlon (coloscopie) sous hypnose ; des collègues français et étrangers des plus sérieux l'ont démontré par des travaux scientifiques. Mais il faut des patients réceptifs, du temps et des médecins investis. Trois conditions qui sont autant de freins pour les émules de Mesmer et Schultz...

En attendant, dans l'antichambre du bloc, je m'évade à la Coubre, une de mes plages fétiches. Il fait beau et chaud, l'odeur des algues, le contact du sable, le bruit de la mer, le ciel bleu, les vagues qui claquent doucement. Il faut tout imaginer. Les cinq sens sont en éveil.

L'anesthésiste me sort de ce rêve. Retour à la froide réalité. Il m'allonge sous la lumière du scialytique. Désinfection du cou à grandes giclées de Bétadine, c'est froid. Anesthésie locale et champ stérile. Je refuse le gaz anesthésiant. Pas par héroïsme : je tiens à être présent pendant le geste, à comprendre, sentir, expérimenter. *Savoir ce que c'est.* Et, plus prosaïquement, je veux pouvoir reprendre mon taxi rapidement.

Rester avec le cou tourné en extension pendant de longues minutes n'est pas une position des plus agréables, mais honnêtement, c'est tout à fait supportable. Je discerne les quelques tortures subies par la peau engourdie après l'anesthésie locale et la veine qui accueille le système de perfusion. En un gros quart d'heure, l'affaire est jouée. Esthétiquement, rien à dire. Une discrète petite bosse sous la clavicule droite, c'est tout.

Génial : je viens de vérifier ce que je raconte à mes patients depuis des années. Il faut dire que, dans cet hôpital, la pratique est grande et l'organisation bien huilée, car on y reçoit un grand nombre de malades dans les services d'hématologie et de cancérologie qui font sa réputation.

En médecine, comme dans toutes les professions, la règle se vérifie : on fait bien ce qu'on fait souvent. Cette habitude, ce « Au suivant ! » cher à Jacques Brel ne m'a pas donné l'impression d'être un objet anonyme, ce dont se plaignent parfois les malades. Avant tout, je trouve que cela sécurise. J'avais éprouvé le même sentiment en faisant la connaissance de mes soignants à l'hôpital de jour. « Lymphome ? OK, on connaît. C'est notre quotidien. » La routine, en somme. L'impression d'entrer dans un circuit rodé, d'être l'objet d'une intervention courante effectuée par des spécialistes de la chose, est très rassurante. J'espère la procurer aux malades soucieux qui consultent pour une affection digestive, quelle qu'en soit la gravité. Pour eux c'est la première fois, pour moi, l'énième... Le soignant connaît, il peut accompagner dans la bonne direction et soulager l'inquiétude.

Sortie du bloc. Chemin en sens inverse poussé par un Schumacher des brancards – je vais finir chez les polytraumatisés ! Les plafonds de l'hôpital défilent à toute allure...

Rhabillage. Retour à la maison. Une fois l'effet de l'anesthésie dissipé, la douleur apparaît progressivement dans la soirée sous la forme d'un torticolis assez pénible. Diantalvic et sommeil bien mérité.

8 juin

Je suis maintenant habitué à déambuler dans les couloirs de l'hôpital Saint-Louis pour m'y faire soigner. Alors que j'exerce mon métier depuis une vingtaine d'années, ma situation actuelle m'aide à ressentir, pour la première fois, l'incroyable agitation qui règne, le mouvement humain permanent dans cette fourmilière de soins que constitue un grand hôpital. Une véritable petite ville autonome, qui concentre presque toute l'activité humaine : on y naît, vit, travaille, échange, et c'est là qu'on meurt (sept fois sur dix).

Je note aussi, depuis ma chambre, le caractère bruyant du secteur où je suis soigné. Et cela ne me gêne pas, nonobstant le sentiment d'être passif, cloué au lit par les perfusions.

Les soignants marchent, parlent, rient, téléphonent. Les bruits des pieds à perfusion qui roulent, des chariots sur lesquels des plateaux s'entrechoquent, les sonneries des seringues électriques programmées qui signalent l'achèvement d'un traitement...

Je ne vis pas cette symphonie sonore comme une nuisance sensorielle, en tout cas dans la journée. Elle rappelle qu'en dehors de ma chambre la vie continue.

Le silence de la nuit, quant à lui, charrie son lot d'inquiétudes. Cela est bien connu, et je l'ai maintes fois vérifié pendant mes gardes à l'hôpital. La crainte de la tombée du jour, l'angoisse de la souffrance morale ou physique que tempèrent une lumière ou une présence. Nombre de télévisions restent allumées dans les chambres quand bien même les malades se sont déjà abandonnés aux bras de Morphée – le mythologique grand dieu barbu du Sommeil, dont dérive le mot « morphine ».

Silence reposant ? Oui. Mais il renvoie parfois à la solitude et à la peur de la mort. L'injonction : « Hôpital, silence ! », légitimée par les panneaux bleus du Code de la route, n'est-elle pas, dans maintes circonstances, une erreur ? Un Klaxon de voiture dehors peut rappeler à un malade qu'il serait mieux dans un embouteillage qu'à souffrir sur un lit d'hôpital...

En passant dans le grand hall central, j'observe les soignants en blouse blanche qui marchent prestement, l'esprit absorbé, un dossier à la main. Chacun suit son chemin, son but, ses pensées. Certains vont boire un café ou allumer une clope dehors. La vue des plus jeunes d'entre eux, les stagiaires, me renvoie à cette grisante jubilation du premier jour où, en troisième année de médecine, nous mettions les pieds à l'hôpital, arborant fièrement l'habit blanc, signe visible du monde professionnel auquel nous appartenions désormais. Une grande communauté très hiérarchisée. Sentiments mêlés de puissance – le pouvoir de soigner, de guérir, de soulager la souffrance – et de crainte devant l'immensité de la tâche qui se profilait : ingurgiter une montagne d'informations – l'Everest, ai-je dit – et assumer des responsabilités qui engagent parfois la vie de nos semblables. Ambition d'acquérir la reconnaissance des aînés de ce corps prestigieux, puis d'être en mesure d'apporter sa pierre à l'édifice du progrès humain.

Mais le chemin de la connaissance en médecine est long : les cours et les bouquins n'apportent que la moitié du savoir, tout au plus. Le reste, c'est la débrouille. La quête, l'observation, l'humilité. La volonté, la curiosité, la rigueur et la ténacité pour apprendre encore et toujours au contact de plus anciens. Le week-end, la nuit... L'étudiant doit être comme une éponge, un buvard qui a soif, en permanence. Comme Montaigne le résumait bien : « Les abeilles butinent çà et là les fleurs et font un miel qui est tout leur. »

Pour le moment, j'ai le désagréable sentiment de ne plus appartenir à la famille des blouses blanches. Je découvre les lenteurs obligatoires du circuit de soins. Celle des perfusions qui n'en finissent pas. L'attente aux guichets avant la sortie, l'attente d'un chauffeur de taxi, jusqu'au salutaire : « C'est vous, m'sieur Hammel ? » qui me tire de ma torpeur pharmaceutique.

Je me revois en train de réfléchir, en famille, à l'organisation de nos semaines ou de nos vacances d'été ;

ou encore d'organiser mes consultations ou les rendez-vous des patients avec les infirmières, devant un grand agenda semestriel. Dessiner des projets, cocher des dates, prévoir les événements lointains sur ce grand tableau plein de cases encore vierges. Disposer du temps à venir, le gérer comme un bien de consommation.

Je n'aurais jamais pu imaginer que c'était un tel luxe. L'horizon d'un malade comme moi, c'est la prochaine cure. Point à la ligne. Le temps a rétréci.

Dehors, les tenues d'été fleurissent çà et là, et la beauté des femmes s'épanouit dans les rues. Il y a celles qui marchent, d'autres qui pédalent, l'air altier, sur un vélo, tenant le guidon de la main droite et un portable collé à l'oreille de la main gauche, les cheveux au vent, « filant rêveusement sur leurs noires bicyclettes, élégantes et simples, où l'on est haut et bien perché », comme l'écrit Camus (*La Chute*).

Je me rends compte que je n'avais même pas prêté attention à ces très esthétiques expressions de la vie du dehors, à cette montée de sève citadine avec les prémices de la belle saison. Là, c'est grave, docteur...

E-mail de Laurent : « Je sais pour avoir eu la chance de faire un peu ta connaissance aux USA *[lors d'un congrès]* que tu as suffisamment de recul par rapport à la gastro-entérologie, sa jet-set et ses péripéties dans le fond assez minuscules, pour affronter une rude épreuve de la “vraie vie”. »

IX

Les effets secondaires

8 juin

En route pour le deuxième tour.

Dans la chambre *12 bis*. Il n'y a pas de chambre 13 dans la plupart des hôpitaux ! La superstition est érigée en norme sociale. De fait, les chats noirs et les miroirs brisés sont également rares dans ce milieu (c'est un peu moins vrai pour les échelles dans les couloirs, car il y a souvent des travaux).

Pour ce nouveau cycle, j'ai une impression de déjà-vu qui met plus à l'aise. Je crâne auprès de mon infirmière, Christine, et du docteur Franchi, avec l'histoire de mon grand tour à vélo, il y a quarante-huit heures. Elles font mine d'être fières de leur patient. Alain, un ami de l'hôpital Beaujon, me rend visite. J'essaye d'imaginer à quel point la vision soudaine d'un collègue médecin déguisé en tenue de malade – si je puis dire – doit être curieuse.

La musique de l'Ipod accompagne les perfusions. Le menu se déroule au rythme des seringues et de la pompe électrique de perfusion : Supertramp pour le Mabthéra en entrée, Strauss pour l'adriamycine et Bowie pour l'Endoxan en plat de résistance, Brassens pour la vindésine et farandole de jazz enregistré par Olivier C. pour les autres produits : Art Tatum, Billy Holiday, Ammons et les autres. Bienvenue à *Saint-Louis' bar.*

Du coup, cette cure passe plus vite que la précédente. Moins de quatre heures en tout. Le *fast-food* de la chimiothérapie en somme (dans lequel le Mabthéra pourrait s'appeler « *big-Mab* »). Pendant les perfusions, une image s'est curieusement imposée à moi. Je visualise une sorte de large route beige sur les bas-côtés de laquelle sont disposés mes ganglions sous la forme de masses ovoïdes translucides de tailles variées, comme de grosses méduses rondes qui bougent doucement, le tout sous un ciel de couleur indéfinissable mais serein. En cours de perfusion, je vois ces ganglions chauffer, fumer, puis fondre et se déliter. Forme métaphorique de la guérison ? Cette maladie qui m'accompagnait, faisait partie de moi (je parle déjà au passé !), je vais m'en séparer, m'en débarrasser avec une certaine violence.

Fin des hostilités. Impression de calme avant la tempête.

Moral au beau fixe.

Je commande le taxi. Un jour, il faudra que je me fasse expliquer pourquoi ce moyen de transport est si mal remboursé. Rentrer en véhicule sanitaire léger serait pour moi un peu humiliant et j'aurais le sentiment de tirer indûment sur le compte de la Sécu, alors que mon état actuel ne le nécessite pas vraiment.

9 juin

Visite de mon frère Éric, mon aîné de deux ans. Il est chirurgien orthopédiste à Pau, amateur de poésie, de scoutisme et de musique. Père de cinq enfants. La vie ne nous permet de nous croiser que trop peu souvent dans l'année. Il viendra à plusieurs reprises passer de longues journées à parler ou à rester là, simplement, se débrouillant avec son emploi du temps quelque peu rempli (euphémisme). Nous avons passé de merveilleux moments. Pudiques et intenses. Trente ans que nous n'avions pas eu le loisir de parler de façon aussi dense, prolongée et approfondie des grands sujets de la vie. Dire qu'il faut cette situation exceptionnelle pour provoquer ces rencontres magnifiques ! Il m'écrit tous les quinze jours en m'envoyant des cartes des plus beaux sites des Pyrénées qui commencent toutes par : « Quand tu iras mieux, j'aimerais t'emmener à... »

Tiens, je me dis qu'un jour, il faudra que j'aille le voir travailler au bloc opératoire.

10 juin

J'ai découvert le silence et la solitude dans la maison. Quand les enfants sont partis à l'école et Solange à la crèche.

Je n'ai toujours pas la force de lire. Allongé dans le canapé, je regarde parfois les heures défiler sans rien faire, épuisé.

À contre-courant de la vie habituelle, souvent agitée.

Notre fonctionnement sociétal tend vers le remplissage. Combler le temps et l'espace. Le soir, dans les trains de banlieue, les portables carillonnent, et l'un des rares moments possibles de repos pour l'esprit est consommé en bavardage. *Idem* en voiture. Chaque seconde est utilisée pour communiquer. Com-mu-niquer. Dans les livres d'anatomie humaine en 2150, reflétant fidèlement l'évolution de l'*homo sapiens*, figureront sans doute une excroissance ORL émergeant d'une oreille (pour le téléphone portable) ou des deux (pour la musique), avec un fil dans le cou. Des gens parlent tout seuls à voix haute en marchant, d'autres émettent un grésillement de percussions sous un casque qu'on entend à distance – autant de candidats à une surdité précoce – et d'aucuns tentent de lire dans le train ou le métro. Et, au cas où on aurait oublié son bouquin ou son *vrai* journal, on nous gave de journaux gratuits, paradigme de pensée unique, sorte de *fast-thinking* des transports en commun. Dans les journaux d'information à la radio, les silences et moments de réflexion entre les phrases des interviewés sont coupés pour gagner du temps. Ce qui donne d'indigestes tirades linéaires exemptes de pauses respiratoires.

Nous vivons dans le bruit et la parole permanents, avec des répliques métaphoriques de cordons ombilicaux qui nous relient aux autres en tout temps et en tout lieu.

Je réapprends qu'il n'est pas désagréable du tout de naviguer en silence dans ses pensées. Seul.

Dans un petit sursaut d'énergie, je me suis joué le deuxième mouvement du concerto n° 21 pour piano de Mozart, que j'avais découvert très jeune en regardant un film romantissime (*Elvira Madigan*). Cette composition, de structure très dépouillée, est une beauté.

J'en oublierais presque les symptômes digestifs qui reviennent sournoisement.

11 juin

Aujourd'hui, deuxième partie du second cycle. Les nausées s'amplifient rapidement malgré le traitement antivomitif en principe *ad hoc* (« ad hoquet », pourrait-on dire, car le Zophren me donne le hoquet).

Le week-end se passe mal. Les vomissements deviennent incoercibles. Je connais chaque recoin, chaque fissure de la cuvette d'émail des toilettes pour l'avoir scrutée de près, de jour et de nuit, à hauteur des yeux. Une vision artistique à la Marcel Duchamp.

Dehors, la température s'est élevée. Je quitte très peu le lit, n'arrive plus à manger, ne garde rien de ce que je bois.

Je suis surtout terriblement gêné par les odeurs. Celle qui me pique le nez en permanence, je finis par découvrir qu'elle provient simplement du tissu dans lequel est fait le rideau de la fenêtre de ma chambre. Les exhalaisons familières apparaissent décuplées. Ai-je acquis l'odorat d'un animal de compagnie ?

Pour éviter que je me déshydrate, Solange propose d'installer une perfusion de sérum physiologique. Son expérience des soins me rassure un peu. Mes filles sont très excitées par le montage de fortune bricolé avec un sèche-linge qui permet d'accrocher en l'air la bouteille du soluté salvateur. Colombe se blottit contre moi dans le lit pendant de longues minutes, fascinée par les bulles qui naissent dans le flacon de sérum physiologique, reflet en miroir des gouttes qui coulent dans mes veines.

Il s'ensuit une petite amélioration, mais elle est transitoire. Les vomissements redoublent, et les quarante-huit heures qui suivent sont épuisantes. L'œsophage brûle atrocement.

Au téléphone, en fin de matinée, mon collègue Philippe L. a parfaitement senti le désarroi à travers ma voix faussement détachée. Il se fend de plus d'une heure de scooter entre ses consultations pour m'apporter, sous forme d'ampoules, lesquelles ne sont rapidement disponibles qu'à l'hôpital, le Mopral censé stopper l'acidité qui agresse mon œsophage fragilisé. D'ailleurs, je ne peux plus avaler la moindre gélule.

Le genre de manifestation discrète de générosité qui ne s'oublie pas.

12 juin

Les journées se traînent. Lit-canapé, canapé-lit.

Souvent, la question m'est posée de savoir comment mes proches vivent ces moments. Il serait bien difficile de répondre à leur place. C'est à l'évidence une grande contrainte pour Solange, qui ne le manifeste pourtant jamais. Quant aux enfants, ils continuent naturellement leur vie, je pense. Ma présence permanente à la maison et mon traitement paraissent intégrés dans leur quotidien. Je ne les sens pas inquiets, même s'ils sont parfois un peu impressionnés par mon immobilité inhabituelle. Mon apparence physique ne paraît pas les troubler : il faut dire que pour eux, qui me voient tous les jours, les changements sont sans doute imperceptibles, car très progressifs, que ce soient la perte des cheveux et des ongles, ou l'amaigrissement. Je leur épargne la manifestation des symptômes qui pourraient les mettre mal à l'aise : vomissements et brefs coups de déprime, par exemple. Je choisis souvent la nuit pour cela. Il est même probable qu'ils jouissent de quelques avantages bien mérités : la baisse temporaire d'autorité paternelle leur laisse plus de liberté, d'autant que c'est la fin de l'année scolaire. Et puis ils sont certainement l'objet d'attentions particulières des proches.

Visite de Paul A. qui fut mon chef de clinique lorsque j'étais interne à l'hôpital Beaujon. Heureux de vivre, le sourire accroché aux lèvres, comme toujours. Il réussit tranquillement dans ses choix professionnels et extra-professionnels. Le sport, la musique (il est guitariste), la vie de famille. Nous partageons des goûts communs, parlons projets et enfants, pas tellement chimiothérapie ni maladie. Il m'emprunte une brochure de présentation d'une école dans laquelle nous allons inscrire Élie, la trouve adaptée... et y inscrira son fils immédiatement !

Sa visite m'a redonné du tonus.

13 juin

Fatigue, fatigue et fatigue. Ce soir, il y a eu le match de foot France-Angleterre. Je voulais le voir avec Philippe L., mais j'ai finalement renoncé à l'inviter. Les deux exploits de Zizou m'ont sorti des mes soucis pendant d'appréciables minutes. Après la religion, la télé serait donc devenue l'opium du peuple. Je m'y adonne plus que de coutume, les autres activités étant hors de ma portée actuellement.

Je ne suis vraiment pas en état d'apprécier Sartre ou Kierkegaard.

14 juin

J'ai trouvé que Jeanne était mal à l'aise, ces derniers jours. Elle paraît soucieuse. Je finis par comprendre la cause de ce changement. Avant la fête des pères, elle a demandé à sa maîtresse l'autorisation de faire un dessin supplémentaire pour moi. À un copain essayant de deviner la raison de cette soudaine prolificité artistique, elle a rétorqué : « Mon père est malade. Il vomit et n'a plus de cheveux. – Ah bon ? S'il n'a plus de cheveux, c'est qu'il a un cancer. On peut en mourir, du cancer. »

Heureusement, la maîtresse a repéré le dialogue et le désarroi de Jeanne. De plus, elle a une expérience personnelle de la maladie. Elle a donc ouvert le débat dans la classe, pour dédramatiser.

Chapeau à la pédagogue.

Mais je crains qu'un désagréable doute ne se soit insinué dans l'esprit de ma fille.

15 juin

Impossible d'avaler quoi que ce soit, solide ou liquide. Je suis une loque. Il fait chaud. Je ne vois pas comment les choses peuvent évoluer favorablement. À l'heure qu'il est, mes globules blancs doivent friser le chiffre zéro. Je ne quitte plus le lit.

Heureusement, je profite en continu de Radio classique. Triple concerto de Beethoven. Interrompu par un véritable gag : un coup de fil d'une association de recherche contre le cancer, tristement chahutée il y a quelques années à cause d'un président véreux. Le dialogue fut précisément celui-ci :

« Bonjour monsieur..., nous vous sollicitons pour un don. »

Rien ne m'insupporte plus que le démarchage à domicile, qui plus est par téléphone. Là, ils ont tapé dans le mille !

« Vous savez, je suis médecin et je travaille un peu dans le domaine...

– Ah ! bon alors vous devez comprendre d'autant mieux le sens de notre démarche.

– Alors, non. Pas du tout. Déjà, lorsqu'il s'agit de publicité pour les fenêtres ou les cuisines, je trouve que l'utilisation d'une ligne de téléphone privée est une agression. Alors, pour le cancer !

– Oui, mais pour toucher les gens, vous savez...

– Et si je vous disais que je suis actuellement en chimiothérapie ?

– ...

– Bref, si c'est comme cela que vous comptez entretenir la réputation de votre association, il me semble que c'est un procédé débile de marketing. »

Fin de l'entretien tout de même courtois avec ce brave garçon, pétri de bonne volonté au demeurant, mais que je plains honnêtement d'être obligé de gagner sa croûte de la sorte. S'il est bénévole, il ferait mieux de faire un tour avec le Samu social. Plus près de la vraie vie que de la bonne conscience, le cul assis dans un fauteuil de cuir.

Ma mère, opérée d'un cancer du sein il y a une vingtaine d'années, avait reçu une demande de don de la même association quelques jours après son retour à domicile à la suite de l'intervention (comment ces gens-là s'étaient-ils procuré aussi vite son adresse ?). Du genre : vous qui avez profité du système, faites-en profiter les autres. Délicate attention... Dernier exemple, une étudiante en médecine dont je soignais le père récemment a reçu chez elle un appel d'un centre de cancérologie parisien – que je tiens pourtant en haute estime – pour solliciter un don. Incroyable inélégance.

Stop ! Je ne veux pas user le peu d'énergie qui me reste pour la journée à débattre de l'imbécillité de certains comportements (in)humains.

Je quitte le lit en début d'après-midi seulement et tombe sur l'e-mail d'un ami cancérologue : « Beaucoup de personnes doivent te dire qu'elles te comprennent mais elles ne savent pas que de l'extérieur l'on « croit » comprendre. Mais rien n'est plus faux. Ayant eu des soucis similaires, il y a cinq ans, je te comprends "de l'intérieur" et suis de tout cœur avec toi. Benoît. »

16 juin

Ce matin, je me sens vraiment mal. Je suis maintenant franchement effrayé de la dégradation des choses. Je continue à descendre la pente (j'ai perdu huit kilos) et n'en vois pas la fin. Avec la chaleur et le fait que je ne garde pas une goutte d'eau, je suis en train de me lyophiliser.

Surgit alors un conflit psychologique douloureux entre le médecin et le malade. Comme les petits personnages qui figurent le saint et le diable au-dessus de la tête de Milou dans la célèbre bande dessinée de Hergé.

« Il faudrait peut-être se résoudre à être hospitalisé.

– Oui, mais l'hôpital Saint-Louis est loin de chez moi. Si j'arrive aux urgences, il n'y aura peut-être pas de chambre disponible et je vais traîner au contact des germes hospitaliers les plus méchants et mes globules blancs sont sûrement au plus bas.

– Mais quand même, je ne peux pas rester comme ça. »

Pour couronner le tout, les ulcérations buccales et des lèvres se multiplient, cette fois. En fait, le terme d'« aphtes » est totalement inadapté pour les formes sévères de mucite.

Je vais expérimenter pleinement cette nuance sémantique.

Au fond, il en va de la chimiothérapie comme de nos guerres contemporaines. Les termes consacrés, pudiquement utilisés, sont ceux d'« effets secondaires ». Le pendant des « effets collatéraux » chers à nos médias pendant les conflits du Koweït ou d'Irak. Des milliers de morts parmi les civils qui n'ont rien demandé du tout.

Les effets dits *secondaires* de la chimiothérapie ne sont pas du tout secondaires, en fait. Là, ce ne sont pas les civils qui payent l'impéritie de leurs caciques mais les cellules normales à renouvellement rapide (cheveux et poils, globules du sang, muqueuses digestives) qui règlent leur tribut aux produits qui visent les cellules cancéreuses.

Ces effets secondaires marquent l'esprit des soignés et des soignants. Le plus paradoxal en apparence : le malade se bat contre une guirlande de ganglions – je les imagine agencés comme les clés de voûte du superbe plafond de la cathédrale de Bristol, ou en une masse souvent non visible, abstraite. Voilà la cible de l'effet *primaire* recherché par la chimiothérapie.

Ainsi, le lymphome m'a valu quelques jours de douleurs désagréables – salvatrices par leur caractère révélateur – et le traitement, des semaines d'effets secondaires qui ont pris le devant de la scène. La crainte de l'évolution d'une maladie tumorale a très vite été noyée dans la vague des ennuis provoqués par les produits anticancéreux sur lesquels tous mes efforts, toute mon énergie disponible se sont concentrés.

De nombreux malades entretiennent une relation ambivalente avec les molécules salvatrices. Les miennes répondent aux doux noms d'adriamycine, bléomycine et autre Mabthéra, qui auraient pu désigner des figures de la mythologie grecque. Tandis que d'autres ont des consonances chimiques franchement pas très attirantes : cisplatine, cyclophosphamide, vépéside ou méthotrexate. Ces molécules, on les redoute mais on les investit. On les déteste, mais on s'y accroche. Elles font mal, mais elles peuvent guérir.

Certains, mettant beaucoup d'espoir dans un traitement, peuvent inconsciemment en minimiser les effets délétères. Parfois peut-être à cause du discours ambivalent des médecins : « Ce médicament est important et potentiellement très efficace pour vous, *mais*, si vous avez tel ou tel effet indésirable, il faudra l'arrêter. » Je vous fais un cadeau, mais il se peut que je doive vous le reprendre.

Nous nous méfions, par exemple, nous, médecins, des effets neurologiques de l'oxaliplatine, un produit très utilisé et efficace dans certains cancers digestifs. L'apparition de troubles sensitifs gênants (sortes de fourmillements des extrémités...) doit conduire à une surveillance étroite, qui peut aboutir, le cas échéant, à une diminution des doses, voire à l'arrêt pur et simple de l'administration du produit. Mais plusieurs de mes malades – qui voulaient sauver leur peau, l'oublierait-on ? – ont négligé de décrire leurs troubles ou les ont minorés pour continuer un traitement dont le corps médical avait vanté l'efficacité, scanner et examens sanguins à l'appui. Ils en ont gardé des séquelles très gênantes. Le médecin devrait donc toujours mentionner, au début de la prise en charge, qu'il y a généralement *plusieurs* médicaments disponibles pour une affection donnée. En oubliant cela, il peut créer une situation très anxiogène, voire dangereuse pour les malades.

Dans cette matinée d'effondrement physique et mental, un nom me vient à l'esprit. Celui de mon collègue Jean-Marie T. qui exerce la cancérologie dans plusieurs hôpitaux. Il est aussi consultant dans notre service et c'est un ami. Cet esprit original, connu pour sa légendaire faconde, est l'un des pionniers franciliens des traitements anticancéreux hors hôpital. Il se plaît à démontrer que la plupart des chimiothérapies – même celles réputées très toxiques – sont réalisables à domicile. Il s'appuie pour cela sur des structures de soins adaptées par leur réactivité et leur souplesse : service de l'HAD (hospitalisation à domicile) ou sociétés privées.

En quelques phrases, il prend la mesure de ma détresse physique et psychologique du moment. Sa réaction est immédiate et efficace. Il me rappelle une demi-heure plus tard : « Ne bouge pas, tout est organisé. » Il avait passé un coup de fil à une société de service, Calea. Arrivée quelques heures plus tard d'un camion et de deux messieurs qui m'apportent une caisse d'un demi-mètre cube contenant tout le matériel sophistiqué nécessaire pour la perfusion de solutés de nutrition artificielle.

C'est surréaliste de voir débarquer l'hôpital à la maison. Dans la soirée, nous faisons la connaissance d'Armelle B., très sympathique infirmière quadra rompue à ce type de situation. Elle balaye mes réticences concernant l'utilisation du port-a-cath, le sacro-saint dispositif implanté à manier avec précaution pour éviter toute infection. Elle m'assure qu'elle en manipule chaque jour plus qu'une infirmière hospitalière. En tout lieu et à n'importe quelle heure. Parfois dans des logements vétustes et surpeuplés.

Solange et moi ne souhaitons pas de système de pompe électrique sophistiqué qui sonne pour un oui ou pour un non. Qu'à cela ne tienne ! Armelle propose un système courant de perfusion (par gravité) avec une petite molette qui permet de contrôler soi-même la vitesse du débit. Silence garanti, donc.

Gestes calmes, fermes et précis de l'infirmière. Perfusion-canapé. Et me voilà donc branché avec un liquide plein de bonnes calories. *Calea jacta est*, si je puis dire.

Je respire, j'ai l'impression que je vais sortir du désert.

Retour sur la mucite. Je sens la peau du palais qui se décolle en lambeaux. J'en ai rarement observé des formes aussi sévères chez les malades que j'ai traités pour un cancer digestif. Mais les chimiothérapies en hématologie sont rudes, c'est connu. En tout cas, j'étais incapable d'imaginer ce que pouvaient ressentir les gens avec ça... Mais quelle vacherie, ce truc !

L'histoire de M. S. me revient en mémoire. Ce patient, âgé d'une cinquantaine d'années, était traité dans mon service pour un cancer de l'estomac, il y a quelques années. Nous lui avions proposé, dans le cadre d'un essai thérapeutique, de faire une chimiothérapie avant l'opération visant à enlever sa tumeur. C'était l'été. À mon retour de vacances, j'ai appris qu'il avait refusé de continuer le protocole. Il avait subi un vrai traumatisme psychologique du fait d'une mucite inhabituellement sévère pour le type de traitement qu'il avait reçu – il était peut-être porteur d'un déficit (rare) en une enzyme de l'organisme requise pour éliminer un produit de chimiothérapie. Il avait perdu confiance, et les relations avec l'équipe soignante étaient devenues délicates – c'est un euphémisme.

Nous n'avions pas bien mesuré l'intensité de sa souffrance.

Je serai dorénavant mieux sensibilisé à ce problème.

Un malade, apprenant que j'étais soigné, m'avait lancé, sans intention malveillante : « Vous allez *enfin* comprendre ce que vivent vos patients. » Et toc. Le rôle du médecin est d'accompagner la souffrance avec empathie, en gardant une distance. Pour une relation saine, et, aussi, pour se protéger. Une difficulté, à contourner, est de confondre *sympathie* et *empathie*. Parfois, c'est inévitable, il se laisse aller à être en *sympathie* avec son patient (au sens étymologique : « souffrir avec »). Il perd alors la distance nécessaire salutaire alors que de toute façon il ne peut jamais complètement imaginer, concevoir et, surtout, ressentir ce que l'autre vit dans son corps. Une malade m'a écrit un jour : « Le corps médical ne peut pas nous aider s'il partage nos souffrances, car alors il devient inefficace. Le recul est nécessaire au médecin pour survivre et pratiquer son art... »

Je suce des sorbets. Il n'y a que cela qui passe, mais à la longue je vais m'en lasser. Tout le reste a un goût infect ou déclenche des brûlures difficilement tolérables. Une amie conseille les poires : riche idée, c'est doux, ça ne brûle pas. À retenir.

17 juin

« Quand je marche dans la vallée de l'ombre de la mort, je ne crains aucun mal, car tu es avec moi. »

Psaume 23.

Les jours suivants compléteront ce qui aura été la semaine la plus pénible que j'aie connue. Impossible d'écarter les mâchoires pour ouvrir la bouche. Je ne pourrais pas faire passer un comprimé entre mes dents. Je serre et desserre les dents et mastique un chewing-gum imaginaire continuellement pour chasser l'idée de la brûlure. Cela s'appelle un trismus en langage médical, terme dont l'étymologie fait plus allusion au grincement ou aux petits bruits qui en résultent qu'au spasme des mâchoires. Le trismus, c'est l'image forte du tétanos.

Impossible aussi d'avaler la salive à cause de brûlures intenses dans le fond de la gorge brûlée par les vomissements incessants de la semaine passée. Trop douloureux.

Je me lève fréquemment pour cracher une salive épaisse. Nuits blanches, grands moments de souffrance et de solitude. Douleurs physique et morale intenses. J'apprendrai plus tard que ce type de symptôme est généralement traité à l'hôpital par une perfusion continue de morphine par voie intraveineuse. Là, je n'ai rien sous la main. Et le médecin que je suis n'a pas jugé bon de téléphoner à l'hôpital Saint-Louis pour soumettre ce problème. Je patiente donc – douloureuse erreur – en n'ayant aucune idée de la durée possible de la situation.

Je me surprends à interpeller Dieu, avec lequel, je dois le reconnaître, j'entretiens des relations épisodiques : « Hé ! ho ! si tu existes bien, tu m'as laissé tomber ? » Forcément la maladie pose brutalement la question du Créateur, interpelle sur les choix métaphysiques. Certaines philosophies, comme le bouddhisme, laissent supposer que l'apparition d'une maladie est un dérèglement du corps sous l'effet de certains désordres de l'esprit ou du mode de vie. Les trois religions monothéistes (christianisme – dans l'Ancien Testament surtout –, islam et judaïsme) font allusion à la colère de Dieu et à la notion de punition. Dans le Nouveau Testament, l'avènement de Jésus-Christ a modifié le couple péché-punition. « Il ne veut pas la mort du pécheur, mais qu'il se repente et qu'il vive. » Il faudra que je parle de tout cela avec un homme de Dieu.

Cette nuit, des larmes silencieuses ont partiellement soulagé cette tempête du corps et de l'esprit. Au risque d'une tendinite des glandes lacrymales. J'ai la tête sous l'eau depuis plusieurs jours, comme George Clooney dans son bateau sous les grosses vagues de la tempête ou, dans un registre plus culturel, les pêcheurs du port de Dieppe accrochés au bastingage dans la houle d'un tableau de Turner exposé au Metropolitan de New York.

Pour m'encourager, je pense au livre que m'a prêté ma voisine Catherine relatant l'aventure du pêcheur tahitien Tavae qui a dérivé pendant quatre mois sur sa frêle embarcation en plein Pacifique et survécu en se nourrissant de poissons et en s'abreuvant d'eau de pluie. C'était une autre affaire, car moi, je suis installé dans un lit chaud et l'objet de soins attentifs.

Mais bon sang ! que c'est dur. Je ne sais pas si je vais y arriver. Et dire que je n'ai fait que deux cycles de chimio !

Les présages des oiseaux de mauvais augure résonnent en boucle dans mon esprit : « Accroche-toi, tu n'as encore rien vu. Le plus dur est à venir. »

Si les cons savaient voler, le ciel serait gris.

Cette maxime figurait sur un mur de notre salle de garde.

Encore une fois, la musique est ma compagne de la nuit, grâce à l'Ipod : « Nous sommes ravis que ce cadeau t'ait plu et de t'avoir vu hier. Prends un bon pied avec toute cette musique, et si tu veux en savoir plus sur les morceaux appelle ou écris-moi. Olivier. »

Si je n'ai plus la force de toucher le clavier de mon piano, il me reste celle d'écouter. Dans les brumes de ma fatigue, je découvre sur Radio classique le merveilleux concerto pour violon en ré mineur de Khatchaturian que j'offrirai aux gens que j'aime. Et puis il y a FIP qui m'accompagne avec de la bonne musique, sans parlote, dans les embouteillages franciliens. Si Franz Liszt avait été cubain et jazzman, il se serait appelé Chucho Valdes. Aurais-je fait la connaissance de ce pianiste sans l'émission-culte *Jazz à FIP* de dix-neuf heures trente ?

Heureusement, Solange ne se réveille pas malgré mes déambulations nocturnes et les bruits du pied à perfusion cogné contre les murs (pas facile de descendre l'escalier en tenant à bout de bras cet engin chargé d'une lourde poche de nutrition sans se casser la figure). Son sommeil inaltérable est une de ses grandes forces. C'est bien ainsi. Quelle aide apporter à un conjoint qui passe une partie de la nuit accroupi devant la cuve des toilettes ? Que lui dire ?

Comme un contrat tacite entre nous : « Tu t'accroches, moi je tiens le coup de mon côté. » Sinon, comment bosser à la crèche avec des enfants et, le soir, assumer les quatre siens, un mari à la masse et les coups de fil incessants ?

Je relis une jolie lettre écrite par Pernette, chrétienne militante, qui est traitée depuis plusieurs mois pour un cancer du sein. Cette missive est tombée à point nommé. Elle aura une résonance bien particulière dans mon esprit en ces heures difficiles.

> Mon cher Pascal,
>
> Je t'écris un petit mot d'encouragement et d'amitié, qui ne fatigue pas comme le téléphone et ne te transmettra pas de microbes. C'est vrai, on se passerait volontiers de ce genre d'épreuve, mais il y a des côtés positifs :
>
> – tout le monde est très gentil avec vous
>
> – on a beaucoup plus de temps pour la vie de famille
>
> – on peut lire, écouter de la musique, en jouer
>
> – ou restructurer son temps et son espace intérieurs et, en prime, tu seras meilleur médecin, parce qu'il y aura quelque chose – même si tu ne l'exprimeras pas – qui passera auprès de tes patients, un plus... En attendant, c'est vrai que patience il faut – pour être patient ! D'après mon expérience, les chimios suivantes ne sont pas pires que la première – la prévention des réactions violentes de la première fois peut permettre d'améliorer et d'atté-

nuer les nausées, par exemple. Quant à la boule à zéro, c'est plutôt agréable, l'été...

C'est vrai qu'on a une notion du corps qui est chamboulée, on a du mal à s'y retrouver, on n'a pas la même odeur, on subit un épuisement qui vous dépasse – mais ça revient, je te l'assure, on se retrouve et même mieux qu'avant. Il y a un état de grâce de la fin du traitement, avec la rémission et la recouvrance de la santé qu'on ne peut pas connaître si on n'a pas subi ce genre d'épreuve. C'est une récompense, en quelque sorte – la vie a encore plus de saveur –, c'est différent, parce qu'il n'y a plus que les choses essentielles qui comptent : la beauté, l'amitié, la tendresse... « Le Seigneur te bénit et te garde, le Seigneur fait briller sa face sur toi et t'accorde sa grâce, le Seigneur lève son visage vers toi et te donne la paix » (Nombres, 6).

X

L'hôpital chez soi

« La peau est blanche, c'est-à-dire transparente, inexistante. Son visage est en angle, pointu. Tragique et sec. Beau. »

B. LONGUESPÉ (*Fils de*).

Le soluté nutritif, substance d'allure crémeuse, coule dans mes veines et me rassure, image métaphorique du lait maternel. J'ai maintenant perdu près de dix kilos en tout. Ce matin, je me suis fait peur en me regardant dans la glace pour la première fois depuis longtemps : l'alopécie complète découvrant les reliefs du crâne, le teint jaunâtre, la peau fripée, l'œil torve, les lèvres couvertes d'ulcérations. Le photographe Chuck Close n'aurait pas renié le modèle. Nan Golding, si.

La visite biquotidienne d'Armelle mon infirmière, est très rassérénante. Je lui confie mes petites misères, elle m'écoute attentivement. Elle connaît son métier et s'adapte subtilement aux réactions de son patient-médecin à la dérive. Elle trouve aussi sa place dans le foyer, ce qui pourrait poser un problème lorsque la femme du patient est infirmière de formation. Elle fait trente kilomètres en voiture pour venir me soigner et attend la fin d'un match de foot si besoin.

J'aurai des discussions très enrichissantes avec cette femme durant les cinq jours pendant lesquels elle me perfusera les calories salvatrices. Je découvre par moi-même cette forme de prise en charge à domicile. Expérience intéressante pour un médecin de CHU que celle de tester *in vivo* le transfert de technologies médicales pointues, qu'on imagine trop souvent dévolues aux structures hospitalières traditionnelles. Une grande leçon d'humilité d'abord. Oui, il est possible de manipuler une perfusion sur un canapé, dans un salon, dans un décor habituel de vie, entre le piano et la chaîne hi-fi. Oui, il est envisageable d'apporter une nutrition artificielle sophistiquée, voire de faire une chimiothérapie à domicile. Sans l'hôpital. Besoin d'un antivomitif puissant ? D'un antalgique morphinique ? L'infirmière l'apporte à la visite suivante. Avec la richesse de toutes ces petites attentions, d'une soignante très professionnelle, distribuées sur un plateau chez soi.

D'où une réflexion sur le mode d'hospitalisation de jour que je pratique. Le temps absolu passé à l'hôpital Saint-Louis est très court : en gros, moins d'une demi-journée par cure. Ce système engendre deux bénéfices majeurs : l'un pour le patient qui passe le maximum de temps chez lui ; l'autre pour le système de santé : une durée de séjour réduite autant que faire se peut, avec pour corollaire une augmentation de la capacité d'accueil des services. Au risque de transformer l'hôpital en usine à soins axée vers la rentabilité. Toute médaille à son revers.

Plus on s'oriente vers une stratégie de très court séjour, plus – c'est une lapalissade – le temps de contact du patient avec l'équipe soignante est réduit à sa plus simple expression. Au cours de mes visites de médecin, j'observe que les malades traités de la sorte m'accueillent souvent dans leur chambre munis d'une liste écrite de questions à poser, souvent aidés en cela par leur conjoint : « Vas-y, sors ta liste, profites-en pour demander au docteur tout ce que tu veux savoir. » Le tout agrémenté d'une petite phrase d'excuse, du type : « Ma mémoire me fait défaut souvent en ce moment et j'ai peur d'oublier des choses importantes. »

En réalité, il s'agit à l'évidence d'une réaction visant à compenser la diminution du temps d'échange avec l'équipe soignante. Les passages expéditifs des médecins, souvent débordés, n'arrangent rien. « Il ne faut pas rater l'occasion, je ne reverrai pas mon docteur ou mon infirmière référents avant plusieurs semaines. » Quand on est de retour chez soi, le médecin de famille ne peut pas toujours répondre à toutes les questions, soit parce qu'il est informé – si même il l'est tout court – avec retard des soins effectués à l'hôpital soit parce qu'il n'a pas la formation qu'exige la gestion des complications d'un traitement spécialisé. La relation avec le médecin de famille : encore un point que je devrai essayer d'améliorer lorsque je reprendrai mes activités.

Pourtant, l'intérêt de l'hospitalisation à domicile m'apparaît évident. Le plan Cancer (*cf.* recommandation n° 41) évoque bien sûr ce sujet. C'est une réponse rationnelle à la diminution constante du nombre de lits hospitaliers et à l'inéluctable pénurie annoncée de médecins et d'infirmières, due à l'impéritie des décideurs de tous bords des décennies passées.

La prise en charge à domicile offre la possibilité d'un contact fréquent et rassurant avec un(e) soignant(e) rompu(e) à cet exercice, tandis que les spécialistes référents ont souvent du mal à se plier à l'écoute patiente et à la délivrance répétée d'explications, toutes deux grandes consommatrices de temps médical. Or une infirmière spécialisée en oncologie peut répondre sur place à la très grande majorité des questions qui concernent la chimiothérapie qu'elle délivre. Un deuxième aspect non négligeable est celui du coût des traitements. Rapide calcul avec Armelle : les cinq jours de nutrition artificielle dont j'ai bénéficié ont coûté, produits et prestations de l'infirmière inclus, environ 1 500 euros à la Sécurité sociale. *Grosso modo*, le prix d'une journée et demie dans un service hospitalier spécialisé.

D'après un rapport récent de la Haute Autorité de santé portant sur l'analyse comparée de la chimiothérapie administrée à l'hôpital ou à domicile, il apparaît que la chimiothérapie est réalisée, en France, essentiellement en hospitalisation. La comparaison des coûts pose de nombreux problèmes méthodologiques. Mais le traitement à l'hôpital paraît effectivement le plus onéreux (jusqu'à trois fois plus) [1].

1. *Oncologie*, 2005, 7, p. 664-667.

Ce que j'ai vécu là a été, pour le médecin que je suis, une véritable *révélation*. C'est-à-dire quelque chose « qui apparaît brusquement comme une connaissance nouvelle ». Non point que je ne sache pas la chose. Mais plutôt, en tant que prescripteur, je n'y prêtais pas attention par manque de disponibilité et par la force de l'habitude. Peut-être aussi considérais-je, avec un soupçon de mépris (et de méprise), que, hors de l'hôpital et de l'expertise de ses soignants, point de salut pour ces traitements réputés lourds.

In fine, il est très important de ne pas opposer réseau de soins de ville et hôpital : ces systèmes sont tout à fait complémentaires.

Avec l'hospitalisation à domicile ou l'hôpital de jour, le patient gagne en confort psychologique en passant moins de temps à l'hôpital et davantage chez lui, mais il est plus isolé pour affronter les affres des effets secondaires au quotidien. La disponibilité croissante de formes orales de produits de chimiothérapie va accentuer la tendance : capécitabine, temozolamide, erlotinib, sorafenib..., ces anticancéreux en cachets sont déjà disponibles. Tout le monde s'en réjouit – les malades, les médecins et l'industrie. Tant mieux, oui, pour les sujets autonomes, bien entourés. C'est plus problématique pour les isolés, les personnes âgées – qui ingurgitent déjà en temps normal une montagne de pilules.

Les quelques minutes ou quelques heures que dure une perfusion procurent au malade l'occasion de profiter du précieux contact avec des soignants, contact qu'il perdra en partie dès lors que le traitement sera réalisé chez lui.

En tant que médecin, j'ai senti que certains malades étaient un peu « perdus dans la nature », se débattant avec tel ou tel effet secondaire et leurs inquiétudes. Ils ont parfois du mal à entrer en contact téléphonique à l'hôpital avec la personne *ad hoc* pour répondre à leurs questions. Plusieurs d'entre eux m'ont témoigné de ce malaise, parfois difficile à avouer : « Les médecins et les infirmières font déjà tellement pour moi... et puis ils sont très occupés par les malades qu'ils traitent à l'hôpital, je n'ose pas trop les déranger... »

Chimiothérapie à la maison, oui. Mais c'est un changement culturel assez profond et il faut que l'environnement suive...

J'en apprends vraiment tous les jours pendant mon traitement !

18 juin

C'était le jour prévu pour la réunion du bureau scientifique du Club français (pour l'étude des maladies) du pancréas, petite famille de médecins cliniciens et de chercheurs – une centaine participent au congrès annuel à l'automne – qui œuvrent ensemble pour progresser dans ce domaine médical. Deux membres du bureau sont toulousaines, deux marseillais, deux parisiens et un strasbourgeois. Nos réunions bisannuelles se déroulent en général à Marseille, car c'est le plus économique. Un sou est un sou pour ce type d'association. Cette fois, mes collègues se sont donné le mot et m'ont proposé de venir chez moi. Je suis trop fatigué pour sortir et probablement encore en aplasie. Ils se réunissent dans un petit restaurant à proximité de la maison et viennent ensuite passer deux petites heures pour que nous validions ensemble les décisions. Lorsque j'ouvre la porte pour les accueillir, certains regards renvoient l'image de mon apparence extérieure : j'ai une sale tête, c'est clair. L'amitié et l'affection circulent avec beaucoup de pudeur et peu de mots. Ces moments passés ensemble sont importants, car, en tant qu'actuel président dudit Club, même en piteux état, j'ai pu participer à l'organisation du prochain congrès de Toulouse. Rapide calcul : celui-ci se tiendra au mois d'octobre, trois jours exactement après ma dernière cure de chimiothérapie programmée. Si tout se passe bien d'ici là, je pourrai y être.

Une fois mes collègues partis, j'ai l'impression d'avoir fait un triathlon, et dors deux heures d'affilée.

Je ne supporte plus la mucite. Heureusement, j'ai pris conseil auprès de mon copain infectiologue de Chambéry, Olivier, au téléphone. Il m'a intimé l'ordre de prendre sur-le-champ du Triflucan, antimycosique puissant. Je ne le regretterai pas.

C'était d'ailleurs mentionné sur une ordonnance de l'hôpital Saint-Louis, celle des bains de bouche, mais je l'avais oublié.

J'ai reçu une jolie et pertinente analyse sémantique de Monique J.-D. : « La maladie est maligne, au sens médical et au sens figuré, mais les forces de vie le sont encore plus (malignes au sens intelligentes)... »

19 juin

Je pourrais plagier Bridget Jones, figure populaire archétypique de la trentaine tourmentée. Dans le genre, cela donnerait à peu près : « *19 juin.* Poids 65 kg (– 9 kg). Vais du canapé au fauteuil ou au lit. Réfléchis trois fois avant de monter un étage. Suce beaucoup de sorbets. Un peu lassé du goût orange-citron. Alcool = 0, cigarettes = 0, coups de fil reçus = 6, pas de pensée négative mais une indéniable lassitude. »

J'arrive à joindre au téléphone le docteur Brice à l'hôpital Saint-Louis. Je lui avoue que je ne me vois pas faire le troisième cycle de chimiothérapie prévu en début de semaine : « Vous allez me tuer ! » Message reçu et grande magnanimité de mon toubib en retour : « D'accord. Ne venez pas lundi. Je vous réserve une place pour... jeudi. » Trois jours de rab seulement ! Nous sommes plus souples avec nos malades traités pour des cancers digestifs, mais seulement voilà, en onco-hématologie, il faut tenir la sacro-sainte « dose-intensité », c'est-à-dire l'administration de fortes doses de produits sur la plus courte période possible. En d'autres termes, taper vite et fort. C'est la phase d'« intensification ». Il faut prendre la maladie de vitesse du premier coup, sinon...

Je reçois un coup de fil d'un proche alors que je suis toujours au fond de mon lit, seul dans la maison. Le seul fait de parler déclenche d'irrépressibles nausées. J'abrège autant que faire se peut. J'ai raccroché, mais c'est trop tard pour atteindre les toilettes. J'en serai quitte pour passer la serpillière cinq bonnes minutes dans le couloir. J'ai haï le parquet et ses rainures à cet instant. Agacement, épuisement, humiliation.

L'e-mail du jour est de Pépé, doyen de mon équipe de foot, ancien professeur de géologie : « Pascal, je viens d'apprendre ta maladie et je suis abasourdi... Je te sens très capable de résister et je suis certain que tu vas gagner. Tu es un battant. C'est sûr que le traitement est fatigant, tu le sais mieux que quiconque, mais tu vas surmonter la fatigue et guérir et... encore marquer des buts ! » Des buts, il faudra sûrement attendre longtemps avant que j'en marque à nouveau. Mon *but* le plus proche, trivial, c'est de guérir.

Et ce courrier d'une patiente guérie d'un grave cancer de l'œsophage : « Rien à signaler sur mon scanner. Le "pari de Pascal" (deuxième du nom) marche toujours et je vous en serai reconnaissante *ad vitam aeternam*. Maintenant, à vous de vous rétablir le plus vite possible ! »

20 juin

Le *must* de la journée : un bain. Il a fallu m'aider pour entrer dans la baignoire et surtout en sortir ; j'ai l'impression de ne plus avoir un seul gramme de muscle ! Je n'aurais pas servi de modèle pour un Degas ni pour le Christ de Vélasquez... La manière était un peu compliquée avec les tubulures des perfusions, mais nous y sommes arrivés. Quel bonheur de barboter dans l'eau chaude après si longtemps au fond du lit – onze jours ? – et le sentiment d'être lavé et propre, purifié de toutes ces odeurs chimiques qui semblent perler avec la sueur. Il faut finalement très peu de chose dans de telles circonstances, un petit détail, pour retrouver de la joie de vivre. Comme disait la journaliste russe Anna Politkovskaïa, qui vivait sous la menace à cause de son franc-parler : « Le bonheur simple de se brosser les dents le matin quand on est vivant... »

La maladie fait régresser, autant le savoir et l'accepter. La fatigue et le désarroi ont abattu mes dernières résistances. Et je goûte une fois de plus l'importance de mon cadre familial.

« La route est longue – le temps est lourd – la nuit est blanche et noir le jour » (Higelin). J'ai le temps de découvrir pendant ces nuits – pas toutes blanches, mais quand même souvent très pâles... – le paysage audiovisuel nocturne de la télévision française, la lecture étant trop fatigante pour le moment. Celui que fréquentent les gens insomniaques, malades, ou les travailleurs postés de nuit, veilleurs et autres routiers pendant leur pause. En dehors des incontournables parties de pêche, chasse et tradition, il y a des émissions (ou rediffusions) littéraires ou musicales. Le niveau culturel s'élève après vingt-deux heures. Je repense à un génial téléfilm *Cœur de cible*, qui mettait en scène des animateurs connus de la télévision et dans lequel Bernard Pivot tenait un rôle central. L'histoire ? Des présentateurs d'émissions aux heures de grande écoute étaient mystérieusement assassinés à tour de rôle. Les coupables ? Des animateurs d'émissions culturelles reléguées en toute fin de soirée ou la nuit en vertu de la dictature de l'audimat. Subtil et corrosif à souhait.

Mais j'ai hâte de reprendre des forces afin de pouvoir à nouveau me plonger dans les livres.

21 juin

Jour de la fête de la musique. L'année où elle fut instituée, je me suis produit sur scène avec mon groupe rock de l'époque. L'instrument qui m'était alloué pour l'occasion – un piano droit classique désaccordé – était noyé au milieu des instruments électriques suramplifiés et de la batterie. Nous n'avons pas fait dans la finesse, mais quelle fierté !

Gabriel, qui joue déjà très bien du violon et un peu de piano, commence à apprendre la guitare électrique et j'en suis évidemment ravi. Il me fait revisiter Led Zeppelin, Deep Purple ou Pink Floyd, et découvrir Deftones ou Dream Theater. Il faudra simplement que je surveille soigneusement ses tympans soumis à l'avalanche des décibels. Jeanne va commencer les percussions et Colombe, la flûte traversière, comme sa mère. Orchestre familial en vue !

Mais, ce soir, je suis bien obligé de décliner une invitation pour une soirée musicale qui s'annonce pourtant très agréable. Les globules blancs sont trop peu nombreux. Être malade, c'est vivre en marge. Seul. Alors je me repasse les cassettes vidéo des concerts de White Spirit, la chorale jazz dont j'ai tenu le piano pendant sept ans. Blues et samba, ça swinguait. Je me suis fait une véritable petite fête en solo avec ces souvenirs.

L'e-mail du jour : « Écoute la forêt qui pousse plutôt que l'arbre qui tombe » (Hegel).

23 juin

> « Il faut intarissablement se passionner, en dépit d'équivoques découragements et si minimes que soient les réparations. »
>
> René CHAR.

Visite surprise de Jacques Belghiti (« JB » pour les intimes), le chirurgien, avec François, l'hépatologue. Ces spécialistes des maladies graves du foie sont des adeptes de la course à pied. Aujourd'hui, ils ont décidé de dévier leur balade habituelle vers le bois de Meudon pour venir me saluer. Jacques est un des meilleurs spécialistes de la transplantation du foie sur la planète. Un enthousiaste contagieux, une irrépressible envie d'être le premier, un défricheur. Dans le même genre il y a son compère de Marseille, Jean-Robert, un autre ami cher de la profession. Avec lequel nous tchatchons des heures de nos passions pour le métier, pour Florence, pour Guéthary, pour la vie en général... Tièdes ou coincés, s'abstenir.

J'évoque ces deux aînés, illuminés de la profession qui m'impressionnent par leur capacité de travail, leur générosité dans l'effort, leur ego canalisé au service de leur expertise. En 2002, JB, Alain S. (notre as de la chirurgie pour les maladies bilio-pancréatiques à l'hôpital Beaujon) et leur équipe ont sauvé – le mot n'est pas trop fort – mon copain d'enfance, Henri ; celui-ci se mourait, au fin fond de l'Ariège, d'une cirrhose liée au virus d'une méchante hépatite virale C. Il ne pouvait attendre le délai requis (plusieurs mois) pour une transplantation avec un greffon provenant d'un donneur décédé. La décision fut quasiment prise autour d'un sandwich à la cafétéria de le transférer dans notre hôpital et de réaliser l'opération avec la moitié du foie que pouvait lui offrir sa sœur Claire (ce qu'on appelle une transplantation avec « donneur vivant »). Immense chance que de pouvoir être acteur de ce genre de décision ! Henri était dans un état très limite pour supporter la gigantesque opération. C'était risqué, mais quel autre choix ? Depuis – je passe sous silence les inéluctables péripéties de cette chirurgie et la longue période de soins intensifs qui suit pour le receveur –, les deux opérés ont repris une vie complètement normale.

Bien que je ne sois pas moi-même chirurgien, JB a exercé, sans le savoir, un rôle décisif dans mon parcours médical. Un jour – ou plutôt une nuit –, en salle de garde, alors que j'étais interne, il m'expliquait, à grand renfort de coups de poing sur la table, avec en toile de fond un décor hyperréaliste de fresques murales érotiques, la différence entre un médecin de CHU *moyen*, et un *bon* : ce dernier, une fois ses tâches quotidiennes terminées, se replonge dans ses livres et publie ses données. Pour transmettre à la communauté scientifique son expérience, qui, sinon, reste lettre morte. *Publish or perish.*

C'est un de ces soirs de garde que j'ai décidé de faire une carrière hospitalo-universitaire.

Le charisme est une qualité essentielle pour l'enseignement en général, et peut-être plus encore dans notre profession. Il y a des médecins qu'on envie pour ce qu'ils *savent*, leur technique, leur autorité. Et puis il y a ceux qu'on admire pour ce qu'ils *sont* et qui suscitent l'identification et, par là même, des vocations. Je persiste à penser – peut-être suis-je naïf – que bon nombre d'étudiants en médecine s'orientent vers leur carrière non pas tant en fonction des avantages matériels d'un type d'exercice qu'à partir de souvenirs positifs de leur passage dans certains services, au contact d'aînés qui les ont marqués. D'aucuns décrient pourtant ces fortes personnalités, arguant du fait qu'ils n'ont « pas de vie en dehors de la médecine ». Qu'en savent-ils vraiment ? que JB est passionné d'opéra et de course à pied ? que mon patron est plus cultivé que bien des « intellectuels » et choriste de bon niveau, ou encore que Philippe L. a traversé l'Atlantique sur un bateau de course et connaît les vins aussi bien que nombre d'œnologues réputés ? Ces médecins de haut niveau ont souvent des passions secrètes. Ils vivent à cent à l'heure, et tout à fond. Mais force est d'admettre qu'il n'est pas possible de rester sur la crête du progrès médical et de jouir d'un emploi du temps pépère permettant de poser son derrière tous les soirs devant le JT de vingt heures. Et ce n'est pas réservé, bien sûr, à la médecine. Imagine-t-on un musicien, un chef d'entreprise ou un danseur de très haut niveau se contentant de travailler en dilettantes ? En médecine comme dans toutes les professions, il faut bien qu'il y ait des locomotives qui travaillent d'arrache-pied pour tirer les autres !

Il faudra continuer à découvrir de jeunes étudiants prêts à se laisser contaminer par cette énergie, de ceux qui songeront plus à vivre leur passion à contre-courant de la tendance générale – mais une belle carrière médicale, c'est une chance inouïe dans une vie ! – qu'à gérer tranquillement leur emploi du temps. Les soignants qui doutent ou sont désabusés avant l'heure devraient fréquenter un peu plus les exaltés de la profession.

25 juin

Je ne fais pas le fier en allant faire ma nouvelle chimiothérapie. Je dirai même plus : je serre les fesses. Et si c'était pis que la dernière ? Je n'ai plus le goût de lire ni même d'écouter de la musique pendant les perfusions. Chaque sonnerie annonçant la fin d'une seringue déclenche des nausées. Je vomis même plusieurs fois avant que les produits de chimio soient diffusés dans mes veines. L'effet Pavlov joue à fond. Et dire que je m'étais régalé, juste avant d'entrer à l'hôpital, avec un délicieux melon-jambon de Parme dans un bistrot voisin avec ma bonne copine Florence G. qui travaille à l'hôpital Saint-Antoine et s'est déplacée exprès pour m'encourager ! *Exit* le repas dès que j'ai franchi la porte de la chambre. Christine, mon infirmière, s'en étonne. Pour me distraire, elle me parle du mariage que nous pourrions arranger entre une de mes filles et son fils Johann. Le docteur Franchi, quant à elle, trouve encore les mots qu'il faut. Et surtout, les attitudes et le regard (avec lequel il est beaucoup plus difficile de tricher) sont toujours justes.

Franchise, bonne humeur, optimisme raisonné, encouragements.

Elle fait la troisième ponction lombaire pour l'injection de méthotrexate. Mon dos a sans doute gardé la mémoire des piqûres précédentes : elle est plus douloureuse que les autres. Mais bon, toujours rien d'insurmontable.

Léonor, étudiante en sixième année, vient accomplir la tâche qui lui est assignée : rédiger l'observation de son patient-docteur. Elle aurait pu servir de modèle à la Flore de Botticelli. Interrogatoire, examen clinique. Après, nous discutons quelques instants. Excellente nouvelle : elle veut faire de la chirurgie digestive !

Je me fais la réflexion que, pendant les cures, je n'ai été soigné, jusqu'à présent, que par des femmes, les infirmières et aides-soignantes bien sûr, mais également les médecins. Cela reflète bien l'évolution du corps médical au cours des années passées. La majorité des étudiants en médecine – deux tiers – sont aujourd'hui de sexe féminin. D'aucuns pourront gloser sur la dévalorisation de la profession qui attire moins les hommes : investissement trop long pour des revenus ou un prestige jugés insuffisants, etc. Pourtant, avec la pénurie médicale sévère qui s'annonce pour les années 2015 – près de 25 % de médecins en moins avec le départ à la retraite de ceux issus du baby-boom –, les possibilités pour les étudiants à venir seront multiples et les portes plus ouvertes. Installation en libéral ? Les retraités du baby-boom vont avoir du mal à vendre leur clientèle, les prix vont baisser. Exercice hospitalier ? Les places seront moins dures à acquérir que pour ceux de ma génération. En un mot, c'est le moment idéal pour démarrer sa médecine !

Quant à la féminisation de la profession, je suis certain que les malades n'y ont pas perdu, loin de là. À compétence égale, l'écoute et l'empathie sont peut-être des vertus plus naturelles chez nos collègues du sexe féminin. Déjà, les soignés ont compris cette mutation. Il paraît loin le temps des visites dirigées par *une* interne qui, après s'être occupée soigneusement d'un malade, voyait celui-ci se tourner vers le garçon de la bande, fût-il moins gradé – externe ou stagiaire –, et demander : « C'est vous le docteur, je peux vous poser une question ? »

Peut-on affirmer l'obsolescence de l'assertion d'Aragon ? La femme n'est plus l'avenir de l'homme, elle en est le présent.

Lors du retour chez moi, j'ai l'intuition d'avoir fait le plus dur. Bien que je ne sois pas tout à fait au bout de mes peines. Le chauffeur de taxi veut éviter une manifestation près des Halles. Il pique vers le nord, le nez dans son plan de Paris. Et, comble d'infortune, son taxi tombe en rade. Du jamais vécu. À un feu rouge, il hèle un jeune collègue qui a embrassé la profession depuis quelques mois, et n'a jamais navigué vers la banlieue ouest.

Il fait plus de trente degrés dehors. Il nous faudra finalement plus de deux heures pour atteindre la maison. Un cauchemar pour contrôler les nausées sur la banquette arrière, dans l'ambiance douceâtre du désodorisant bon marché pour habitacle de voiture. Les odeurs, toujours les odeurs, pour des muqueuses nasales chahutées qui déforment désagréablement les messages chimiques. Elle sont prises en « fragrance délite », si je puis dire. C'est décidé : je vais relire *Le Parfum* de Süskind.

28 juin

Je regarde avec une rage contenue toutes les belles cerises sur l'arbre auxquelles je ne pourrai pas toucher à cause de la mucite. J'ai étouffé un cri en essayant de goûter les tomates basilic-mozzarella, une grande spécialité de Solange. C'est lassant.

J'ai besoin de doubler le traitement antivomitif. Mes collègues m'ont apporté des boîtes de Zophren supplémentaires pour m'épargner de me déplacer, aidés en cela par Brigitte, une visiteuse médicale du laboratoire produisant le médicament, qui s'est démenée avec gentillesse pour m'en procurer rapidement.

XI

Médecines parallèles

« Sans avoir le statut de médecin officiel, il connaît de nombreux remèdes thérapeutiques, et il pratique l'acupuncture. Il a l'habitude de proposer ses recettes lorsque les médecins officiels se montrent impuissants [...]. N'étant pas médecin officiel, il ne prend pas d'honoraires tant que le malade n'est pas guéri. »

F. CHENG (*L'Éternité n'est pas de trop*).

La semaine se déroule sans incident majeur. Au prix de l'inconfort physique – un de plus – lié à la nécessité de mettre un nombre incalculable de suppositoires, car l'absorption de cachets ou autres lyocs un peu amers déclenche des nausées – un comble pour des antivomitifs ! Le thé du matin n'a plus de goût. Le café ? Impossible à avaler. J'ai la hantise d'envoyer par-dessus bord le petit déjeuner et les médicaments pris avec. En particulier les gros cachets de Bactrim que je commence à prendre en grippe.

Ma voisine Marilza me vient en aide. Elle est brésilienne, originaire de la forêt amazonienne. Chaque jour pendant les premières semaines de la chimiothérapie, elle m'apporte, dans un grand bock métallique, un breuvage confectionné selon des recettes ancestrales. C'est frais, ça passe bien. « Plein de vitamines ! » s'exclame-t-elle, en franchissant la porte de ma maison. Et plein d'affection, bien sûr. Le goût est suave et sucré. Souvent indéfinissable. Mélange de mangue, banane, mais aussi épinards, avocat et concombre !... De nombreux Brésiliens se soignent, à défaut de médicaments, avec ces mélanges soigneusement concoctés. Elle nous écrit une recette : « Mélanger des fruits de façon différente chaque fois pour changer de goût (ananas, banane, melon, etc.). Ajouter miel et gelée royale. Combiner un fruit acide. Boire de préférence le matin. Ajouter des mots tendres pour inciter à boire même s'il n'a pas faim. » On peut sourire, mais ça marche ! Un des rares breuvages que j'arriverai à garder pendant cette période peu dédiée aux joies gastronomiques.

Les malades demandent de temps à autre s'ils peuvent avoir recours aux techniques de médecines dites « parallèles » ou « douces ». Encore que les termes de « médecines douces » contiennent quelque chose de contradictoire, un oxymore. Se faire planter des aiguilles sur le corps, avaler des pilules ou potions dont l'efficacité n'est souvent pas validée, se faire tordre la colonne vertébrale dans tous les sens – non sans risque – n'est pas toujours si *doux*. Mais, de mon point de vue, je ne vois pas de raison scientifiquement valable de leur interdire ces formes de soins, souvent un peu méprisées par la faculté (comme en mathématique, il est rare que deux droites *parallèles* se rejoignent...). À deux craintes près : qu'elles ne se substituent pas au traitement conventionnel qui, lui, a fait l'objet de validations sérieuses et vérifiées ; et que le patient confie son sort à n'importe qui.

Pourquoi un tel attrait pour ce type de soins ? D'abord parce que les traitements conventionnels ne peuvent pas toujours tout résoudre, notamment dans les affections chroniques : rhumatismes, sinusites, allergies, etc. Ensuite, par désir d'autonomie du patient. Ce dernier participe plus activement, et peut éprouver le sentiment de récupérer la maîtrise – au moins partielle – de ses soins. Pour celui qui est en chimiothérapie, cela pourrait apporter une sensation de bien-être qui adoucit l'agression des traitements. Il est possible enfin qu'il trouve, auprès du médecin choisi, une attention et une empathie de qualité, reposant sur une relation ancienne et une bonne connaissance mutuelle. Ces éléments peuvent faire défaut dans une structure hospitalière où les soignants, souvent débordés, ne disposent pas d'assez de temps pour offrir une écoute suffisante, tant du point de vue qualitatif que quantitatif.

Ma principale crainte vis-à-vis de ces traitements non conventionnels, c'est d'ouvrir la porte à des personnes peu recommandables, éventuellement incompétentes et potentiellement dangereuses, qui s'engouffrent dans la brèche avec des intentions plus lucratives que compassionnelles.

La peur qui accompagne la maladie rend très vulnérable, et tout être humain est donc un client potentiel par définition (il faut se rappeler qu'en France 9 % des emplois ont un lien avec la santé). Il y a là un gigantesque marché qui se développe en toute tranquillité en dehors des systèmes de soins éprouvés, à l'écart des soignants qui ont été habilités en passant sous les rigoureuses fourches caudines des examens de faculté et autres évaluations scientifiques de haut niveau.

J'ai vu quelques horreurs en consultation. Des malades ayant reçu des remèdes prétendument miraculeux pour des tumeurs qui auraient été parfaitement curables si elles avaient été prises à temps.

Aujourd'hui, Philippe R., mon patron, est passé me voir. Ce fut évidemment un moment fort. Et, comme toujours quand il rencontre notre couple, il prend du temps pour parler avec Solange, l'interroger sur la manière dont elle vit la situation.

Car il n'oublie pas qu'elle supporte l'épreuve de son côté, sans manifester de lassitude.

XII

De l'angoisse du scanner

6 juillet

Demain, ce sera le premier bilan. J'ai un nœud à la place de l'estomac, alors je rationalise autant que faire se peut. Objectivement, cela devrait aller. Il n'empêche. J'ai du mal à m'endormir, ce soir-là. J'envisage toutes les situations. Un peu comme l'étudiant qui s'inquiète des états d'âme du correcteur de sa copie et imagine toutes les notes possibles.

Pourtant, je sais que le scanner ne fera que révéler ce qui *est déjà*. Les jeux sont faits dans mon corps. Alors pourquoi fantasmer sur le résultat de l'examen ? Il suffit de patienter, c'est tout. En théorie. Mais fichtre, c'est plus facile à dire qu'à faire !

Je suis arrivé le 7 au matin dans le service de radiologie de l'hôpital Beaujon (j'y avais fait mes examens initiaux, alors je continue là). J'ai parcouru plusieurs couloirs et pris l'ascenseur avec des collègues que je croise tous les jours depuis plusieurs années. Pas un seul ne m'a reconnu. L'unique regard qui se soit arrêté sur moi, lorsque j'ai traversé la salle d'attente bondée du scanner, est celui d'un malade que je soigne depuis longtemps et qui attend, comme moi, son examen.

C'est le plus physionomiste. Il se demande s'il a la berlue : n'est-ce pas son médecin en civil, sans un poil sur le caillou, maigre et portant des lunettes ? J'évite son regard. Je ne veux pas me lancer dans des explications. Je n'en ai pas la force.

J'avale avec forfanterie le litre et demi d'eau en vue de l'examen. Le genre d'exercice que j'exécute le lundi soir en rentrant du travail avant d'aller au foot, pour éviter les crampes et claquages. Mais, cette fois, mon estomac n'a plus la même tolérance au remplissage rapide. Et j'ai à peine le temps de me précipiter dans les toilettes jouxtant la salle du scanner.

Puis c'est le quart d'heure de vérité. Allongé sous la machine, je vois les visages familiers qui scrutent l'écran à travers la vitre.

« Ne respirez plus, respirez. » Chaleur du produit de contraste injecté. Du déjà-vu.

Une fois l'examen achevé, ma collègue Marie-Pierre m'incite à aller me balader pour qu'elle soit en mesure d'analyser tranquillement les images. Le plus gros ganglion, situé près de la colonne vertébrale, a bien fondu. Cependant, il en reste encore plusieurs.

Instant de doute, d'incrédulité. Et si mon traitement n'avait pas suffisamment bien marché ?

Je monte ensuite dans mon service de gastro-entérologie. Un petit attroupement se constitue spontanément dans le couloir : secrétaires, infirmières, aides-soignantes, psychologue et assistante sociale (les médecins, j'irai déjeuner avec eux plus tard) forment un cercle autour de moi. Je perçois dans les regards que les changements de mon aspect physique dérangent sensiblement. Et ressens une grande intensité dans ce partage de quelques minutes, une vraie chaleur, une présence très forte. Il y a la prise de conscience aiguë – et douloureuse – que la blouse blanche ne protège pas de la maladie. À ces personnes qui m'entourent, je raconte des choses positives. Elles m'interrogent sur la réaction de Solange et de mes enfants ; il y a forcément des projections personnelles, c'est bien normal. Je dis que la capacité d'adaptation de l'être humain est insoupçonnable. Que, dans la maladie, il peut découvrir des forces nouvelles.

Les rares patients au courant de ma situation ont des réactions de révolte. Mme R., que je suis depuis de nombreuses années pour une maladie génétique pénible, me dira plus tard en consultation avec beaucoup d'émotion : « Pas vous ! Vous n'avez pas le droit d'être malade ! Avec tout ce que vous faites pour les autres... C'est dégueulasse. » Une autre se mettra à pleurer en criant à l'injustice, tout en me disant avec beaucoup de délicatesse : « Mais ce n'est pas pour *nous* qu'on est inquiets ! C'est pour *vous*, pour *votre* famille que c'est dur. » Je recevrai aussi une belle carte illustrée d'un dessin de Jean Cocteau : « Peut-être avez-vous eu le temps de visiter cette expo ?... En apprenant votre situation, je fus coincée entre tristesse et colère. Maintenant, c'est l'espoir. Vous êtes pianiste et poète, que cela puisse vous tenir compagnie. » Pianiste, c'est déjà flatteur... mais poète ? !

Je parle quelques instants avec Philippe R. affaires courantes et projets de service. Les choses avancent bien sûr sans moi, mais je sais que je reprendrai le train en marche dans quelques mois.

E-mail d'Yves Panis, chirurgien digestif. Il doit venir prochainement travailler à l'hôpital Beaujon, avec mon ami Yoram Bouhnik et d'autres collègues de la même spécialité, pour renforcer le pôle des maladies digestives de notre hôpital. Avec, en prime, Éric Raymond et Sandrine Faivre, cancérologues haut de gamme : nous aurons une équipe de rêve dans notre centre ! J'ai hâte de vivre cette expérience.

« Juste un petit mot de quelqu'un qui a connu récemment deux mois et demi loin de chez lui et de l'hôpital et qui a connu quelques moments un peu difficiles *[euphémisme : il a eu un grave accident l'an passé]*. Mais il est revenu, encore plus fort, comme tu reviendras aussi bientôt, j'en suis sûr. On pourra en causer ensemble... à Beaujon. » Yves organise une session sur le traitement du cancer du côlon dans un congrès à la mi-septembre. Il m'a inscrit d'office comme orateur. Une façon de témoigner sa confiance en ma pédagogie, mais surtout... en l'amélioration présumée de mon état de santé d'ici à cette date.

9 juillet

Le doute sur la persistance de ganglions révélée par le scanner a été levé à l'hôpital Saint-Louis : « La coque des ganglions ne disparaît pas du jour au lendemain et tous ceux qui sont de petite taille n'ont souvent plus de signification pathologique. » C'est extraordinaire comme une inquiétude intense peut être balayée au détour d'une phrase dite avec assurance et certitude par un médecin qualifié. *Terpnos logos*. Pour paraphraser Socrate, la moitié de l'efficacité d'un remède réside dans les mots qui accompagnent son administration. Le docteur Franchi me gronde gentiment : « Vous auriez pu prendre un petit tranquillisant, la veille du scanner ! » Je suis un peu vexé de ne pas avoir mieux maîtrisé mon anxiété. Mais comme lors de la pose du port-a-cath ou des cures de chimiothérapie, je veux rester totalement présent dans l'événement. Le vivre *in extenso*.

Peut-être ai-je mis la barre un peu haut, mais je reste fidèle à mon choix.

Le docteur Brice m'annonce que l'hôpital Saint-Louis s'est équipé pour réaliser le PetScan. Cette scintigraphie permet de détecter les cellules tumorales qui sont gourmandes et ingurgitent le sucre modifié radioactif, injecté par voie veineuse, de manière plus avide que les cellules normales de l'organisme. Elle a une valeur pronostique importante dans les lymphomes (ça, je ne le savais pas encore). J'ai donc rendez-vous le 21 juillet prochain.

Ma première réaction, à l'idée de faire ce nouvel examen, n'est pas de sauter de joie. Bien au contraire, je vis un peu cela comme une agression. En tant que médecin, je me suis déjà frotté aux interprétations difficiles de ces images et des petites fixations (taches) sur les clichés des malades que nous soignons. Comment vais-je réagir s'il en existe sur les miens ? Et surtout, que devra-t-on faire le cas échéant ?

J'essaye de me raisonner : je ne suis plus médecin pour le moment, je veux – ou plutôt je *dois* – me laisser conduire.

Le docteur Brice m'a peut-être trouvé un peu ingrat de réagir ainsi, alors qu'elle s'est occupée personnellement du rendez-vous et qu'elle a demandé cet examen pour me rendre service en vérifiant que les ganglions restants sont « inactifs ». Pour me tranquilliser, en somme.

E-mail du professeur Philippe Rougier, un des pionniers de la cancérologie digestive en France : « Mon cher Pascal, tout d'abord je tiens à te dire que je pense souvent à toi et te souhaite beaucoup de courage pour ces chimios "hard". N'hésite pas à me contacter si tu en as besoin. Ensuite j'ai trouvé tes fiches très bien et serais très heureux qu'elles soient publiées avec le logo de la FFCD (Fédération francophone de cancérologie digestive) sous ton nom... Notre groupe sera heureux de profiter de ton dynamisme qui m'impressionne dans cette période difficile pour toi... »

En effet, j'ai décidé d'occuper un peu de mon temps à mettre au point des fiches d'explications destinées aux malades, qui concernent les polypes (à quoi cela ressemble, la technique pour les enlever par endoscopie...) et les cancers du côlon (schémas des opérations, explications des traitements). J'avais déjà fait la même chose pour les opérations du pancréas.

Il n'est pas toujours facile pour les malades de se figurer les modifications anatomiques entraînées par une intervention. Donner de bonnes informations, c'est les aider à affronter leur maladie et l'agression des traitements. Des schémas simples, assortis de fiches d'explications avec les données récentes des traitements et de la génétique de ces cancers pour les médecins moins spécialisés dans le domaine. Je n'ai pas le talent de mes garçons : je dessine comme un pied. Je travaillerai donc par Internet avec un graphiste.

Deux groupes pharmaceutiques ont accepté de financer ces réalisations. Les relations entre les médecins et les industriels font toujours couler beaucoup d'encre. Les grandes firmes sont montrées du doigt pour leurs insolents profits dans les périodes de marasme économique, et pour la pression marketing qu'elles exercent sur les médecins, les poussant à prescrire leurs produits, fortes de leur armada de 24 000 visiteurs médicaux. Il est vrai que l'utilisation de nouveaux médicaments, parfois plus chers sans être beaucoup plus efficaces que leurs prédécesseurs, dans des indications où il y a pléthore de molécules (contre les rhumatismes, l'acidité gastrique, l'hypertension, l'hypercholestérolémie...) est discutable. On est aussi en droit de s'inquiéter de ce que les essais thérapeutiques pour tester les nouveaux médicaments, en raison du coût énorme de leur mise en place, sont de plus en plus souvent dictés par l'industrie pharmaceutique, dans un souci premier de rentabilité. L'analyse statistique des résultats de ces essais thérapeutiques est le plus souvent réalisée par le laboratoire qui fournit la molécule et promeut la recherche. « L'industrie possède l'argent et veut des résultats solides et rapides », dit justement le docteur M. Piccart[1].

Il ne faudrait cependant pas perdre de vue les côtés positifs de leur action. D'abord et surtout, elles développent des médicaments qui soignent. Et c'est long

1. *Le Monde* daté du 14 avril 2007.

et cher. Il y a actuellement deux fois moins de médicaments commercialisés qu'en 1995, alors que les budgets de recherche et de développement ont été multipliés par trois, et que le coût de l'autorisation de mise sur le marché d'un médicament a été multiplié par 10 en vingt-cinq ans – avec les contraintes d'efficacité et de sécurité toujours croissantes. Sur 10 000 molécules testées, 100 sont retenues et 10 d'entre elles seulement passeront sous les fourches caudines des tests précliniques sur des lignées de cellules et des modèles animaux[1] ; puis, après avoir déterminé la dose optimale, testé la toxicité et vérifié l'efficacité potentielle du candidat-médicament chez un petit nombre de patients (ce qu'on appelle les phases I et II), il est alors possible de se lancer dans l'essai décisif dit de phase III sur un très grand nombre de patients... qui peut s'avérer négatif et mettre un terme à 10-15 ans de recherches. Enfin, il est possible qu'une toxicité insoupçonnée se révèle seulement après l'utilisation à très grande échelle du médicament, conduisant à l'arrêt définitif de son utilisation.

Les laboratoires pharmaceutiques soutiennent des projets de recherche et des travaux de chercheurs, participent à l'organisation des réunions de formation continue des médecins – au cours desquelles on ne parle pas nécessairement de leurs produits ! –, et aident matériellement les scientifiques pour aller présenter leurs résultats dans les congrès de haut niveau à l'étranger. On peut être puriste, certes, mais quelle structure publique pourrait prendre la relève si ces

1. Y. Mamou, *Le Monde* daté du 3 janvier 2008.

firmes se désengageaient ? Le jour où les médecins devront entièrement payer – fort cher – de leur poche les inscriptions aux congrès et autres frais d'avion ou d'hôtel pour aller présenter les résultats de la recherche médicale française, leur présence sur la scène internationale s'appauvrira singulièrement !

Le temps des cadeaux en tout genre et des voyages luxueux pour les médecins est révolu depuis le début des années 1990. La profession et les pouvoirs publics ont fait le ménage et les rapports entre firmes pharmaceutiques et prescripteurs se sont assainis. Il faut faire un minimum confiance à l'intelligence des protagonistes, de plus en plus encadrés par toutes sortes de lois de plus en plus contraignantes.

Visite d'un couple d'amis psychiatres, Fred et Francine. Ils m'offrent le dernier Paul Auster (*La Nuit de l'oracle*). Nous papotons autour d'un café. Ils sont très à l'aise. C'est sans doute lié à leur expérience et leur humanité, et à l'amitié ancienne qui nous unit. Nous parlons de l'impact de la survenue d'une maladie sérieuse sur le psychisme. Celle-ci ne peut pas résoudre par enchantement les problèmes psychologiques antérieurs des patients, comme le feraient une psychothérapie ou une psychanalyse !

Nous évoquons un peu leur profession. La psychiatrie m'a toujours intéressé. Atavisme familial ? Mon grand-père paternel a d'abord été pasteur. Et puis, pour mieux soigner les âmes tout en exerçant son ministère de pasteur et en élevant ses cinq enfants, il a fait ses études de médecine, terminées à trente-cinq ans passés. Puis il est devenu psychiatre. Deux casquettes très complémentaires !

10 juillet

Les résultats de mes examens étant bons – ce qu'on appelle une « rémission complète » en hématologie –, la dernière phase du traitement d'intensification a été singulièrement allégée. Un seul produit est perfusé, l'anticorps contre les lymphocytes tumoraux : le Mabthéra. Bien toléré, pour sûr. Même si je n'échappe pas aux vomissements réflexes, je fais le fier, je plaisante. Et puis, les ponctions lombaires, c'est terminé. Les nuages s'éloignent.

Suite du petit jeu mental de la guérison : je visualise les ganglions brûlés par les premiers produits et maintenant attaqués par une nuée d'anticorps qui se fixent dessus comme des abeilles sur un essaim.

Je me sens très léger en quittant l'hôpital.

Appel téléphonique de Paul D., nouveau pasteur de l'Église réformée de ma commune, qui se propose de passer pour discuter. Le sacrement d'extrême-onction n'existant pas chez les protestants, j'en déduis logiquement qu'il vient converser à titre amical. Je lui indique que mes possibilités de concentration et de station assise ne dépassent pas vingt minutes. Nous resterons finalement trois heures à disserter sur la vie et la mort, sa nouvelle paroisse et l'installation de sa famille dans cette région.

Les hommes de Dieu – et autres sages – dégagent souvent une sérénité inhérente à leur choix de vie. L'hôpital donne l'occasion d'observer que les malades ayant une foi authentique – pas névrotique ou superstitieuse – ou une tradition religieuse solide, qu'elle soit juive, chrétienne ou musulmane, traversent souvent les épreuves de la maladie et l'approche de la mort avec une certaine quiétude.

Me voilà questionnant le pasteur : « Croyez-vous sincèrement les théories du Dieu qui punit et met à l'épreuve, comme c'est souvent décrit dans l'Ancien Testament ? » J'obtiens une réponse documentée : Paul me conseille la lecture d'un ouvrage (*Dieu obscur*) de Thomas Römer, professeur de théologie de Lausanne. Je ne le regretterai pas, c'est passionnant.

Dieu avait demandé à Abraham de sacrifier son propre fils (Genèse, 22). Cet épisode a fait couler beaucoup d'encre, suscité de nombreuses interprétations et animé des querelles enflammées. À l'ordre terrible qu'il s'était vu intimer, difficilement acceptable pour l'esprit du commun des mortels, Kant estimait qu'Abraham aurait dû répondre : « Je suis sûr que je ne dois pas tuer mon fils, mais je ne suis pas sûr que toi qui m'apparais en ce moment tu sois vraiment Dieu. » Et toc.

Ou encore, moins connu sans doute, le sacrifice de la fille de Jephté (Juges, 11), qui n'est pas sans rappeler l'Iphigénie d'Euripide. Le roi Agamemnon, à l'instar de Jephté, doit suivre l'oracle et tuer sa propre fille pour sauver son peuple.

Il est facile d'accuser Dieu de cruauté. Après tout, c'est l'homme qui s'est enfui du jardin d'Éden, non ? Comme dit Thomas Römer, après avoir évoqué la Shoah : « Dieu est-il devenu d'une cruauté extrême ou s'est-il retiré du monde cruel des hommes ? » Nuance.

Je sombre dans un sommeil bienvenu après ces intenses réflexions théologiques.

11 juillet

Passage de Gilles L., un collègue gastro-entérologue musicien dans l'âme et chanteur de très bon niveau. Il m'apporte le livre *Corps et Âme* de Frank Conroy. L'histoire d'un enfant né dans un milieu sordide que rien ne prédestinait à une vie joyeuse sur terre et qu'un exceptionnel talent de pianiste pousse vers une brillante carrière de musicien. Magnifique évocation des émotions pianistiques, si délicates à décrire. Malheureusement, m'adonner à mon instrument est bien difficile après cette lecture stimulante... Les ongles de mes doigts se sont délités en petits morceaux depuis plusieurs jours et le contact de mes dernières phalanges avec les touches du clavier est douloureux. Le premier prélude de Bach passe tout juste.

Je reçois aussi la visite de ma collègue Frédérique M. flanquée de deux de nos internes du moment, Adel (le Tunisien) et Mazen (le Syrien) munis d'un bouquet de lys qui a dû coûter une partie non négligeable de leur paye. Je les gronde gentiment. Mazen est sapé comme un milord, manifestation de respect pour Solange qu'il pensait croiser. Nous passons un bon moment. Ils manifestent une affection empreinte de pudeur et sont très touchants.

12 juillet

Avec ma sœur Isabelle (de treize ans mon aînée), le rire n'est jamais très loin. Elle m'a essuyé les fesses quand j'étais bébé, ça crée des liens.

Sachant que je suis un peu seul à la maison en ce moment, elle est venue pour me faire le dîner avec tout un tas de bonnes victuailles. Et du pinard. Elle me croyait en pleine anorexie et craignait de repartir les mains pleines de ses cadeaux gastronomiques. Mais que nenni ! Je dévore en gros tout ce qu'elle a apporté. Il faut dire que j'ai beaucoup de kilos de retard. Selon la célèbre maxime d'Abraracourcix, quand l'appétit va, tout va.

Beaucoup de malades – et de bien portants ! – suivent des régimes restrictifs en tous genres. Très souvent, c'est inutile et cela peut même se révéler délétère chez les gens traités pour un cancer dont l'appétit est déjà médiocre. Laissons-les prendre du plaisir avec la nourriture, en suivant quelques conseils adaptés provenant de diététiciens qualifiés. Il m'arrive d'inviter un patient et son conjoint à boire une coupe de champagne (à condition bien sûr qu'il ne soit pas alcoolique !) pour fêter un bilan satisfaisant à l'issue d'une période de chimiothérapie.

13 juillet

J'ai remarqué que, depuis quelques jours, j'ai très mal au cou. La nuque est raide. Je suis affublé d'une sorte de pénible torticolis, avec des accès douloureux, très violents, qui m'obligent à m'aliter sur-le-champ. Je suis incapable de trouver la cause de ces nouveaux symptômes, apparus à distance de la dernière cure de chimiothérapie « dure ».

Ma chère pharmacienne m'a fourni une minerve. Sans effet. Les massages cervicaux prodigués avec force attention par mon amie Jacqueline, jeune retraitée et spécialiste de la chose chez les enfants, ne me soulagent que très partiellement. D'où proviennent ces douleurs ? Le stress, la fatigue et l'amaigrissement ? C'est pénible, cela plombe mes journées. Impossible de lire, de tenir la tête en position assise plus de quelques minutes. Allongé, ce n'est pas mieux. Je ne trouve pas de position qui calme la douleur. Je consomme de l'ibuprofène et du Diantalvic *larga manu*. Certes, cela marche assez bien, mais pas plus de deux ou trois heures d'affilée. Le docteur est bien redevenu un simple patient, naïf et dépendant. Et perplexe : aucun raisonnement médical très cohérent à cette heure. Ma belle-sœur Valérie fait le déplacement pour venir me soutenir dans ce moment difficile. J'ai grand-peine à l'accueillir dignement.

E-mail de Gérard L., cancérologue à Lyon : « Je me permets de te déranger quelques secondes pour prendre de tes nouvelles. J'espère que ton traitement n'a pas été trop difficile à supporter et que le résultat sera au rendez-vous. Deux de mes anciens collègues ont connu le même problème que toi et sont actuellement parfaitement en forme et définitivement guéris, j'ai donc bon espoir qu'il en soit de même pour toi. » Il y a beaucoup d'intelligence dans ces trois phrases.

De l'attention, des choses positives et cette expression « bon espoir », qui traduit un but raisonnable et atteignable.

Je m'apercevrai plus tard qu'il a eu l'élégance de soumettre au congrès français d'hépato-gastroentérologie, avec d'autres collègues du groupe de recherche en cancérologie appelé GERCOR, le résumé d'un travail collectif en me plaçant en premier auteur. Si tout va bien, je le présenterai en communication orale au mois de mars l'année prochaine à l'occasion de nos sacro-saintes Journées francophones de pathologie digestive.

XIII

Troubles de la vue

15 juillet

Tempête sous un crâne.

Ce jour-là, il fait gris sur Paris. La veille, Richard Virenque s'est échappé tout seul dans la montagne du Tour de France. Au fond, entre les coureurs cyclistes et les patients en chimiothérapie, si l'enjeu est incomparable, il y a des points communs : ils souffrent et se dépassent pour franchir des cols, et se dopent à l'EPO. (Parfois.)

Solange est partie avec les filles depuis quatre jours. La présence de mes garçons me rassure énormément. Même s'ils bougent souvent dans la journée, je sais que je peux compter sur eux. Cet après-midi, je sors pour aller dans les bois voisins voir Élie jouer au foot, entre deux peintures. Depuis combien de jours n'ai-je pas quitté la maison ?

Je respire l'air des bois comme pour la première fois. Mais ce plaisir est de courte durée. Car soudain je vérifie ce que je pressentais déjà depuis quelques jours sans pouvoir le définir. *Je vois double.* La forêt paraît plus dense, la silhouette des arbres étant dédoublée.

À cette sensation pénible fait suite une analyse fulgurante et douloureuse du médecin, un tantinet hypocondriaque : la tumeur atteint mon cerveau.

C'est foutu.

Je me sens un peu comme le personnage du roman *L'Aveuglement* de Saramago, qui s'arrête en voiture à un feu rouge et perd subitement la vue. Première victime d'une épidémie de cécité qui déferle sur sa ville.

Panique. Je n'arrive pas à raisonner, à me rassurer. La soirée est assez effrayante. Je me couche sans en avoir parlé à mon garçon pour ne pas l'inquiéter, ni à personne d'autre d'ailleurs avant d'avoir compris ce qui se passe.

J'ai rallumé plusieurs fois pour vérifier : le symptôme est toujours là. Le sommeil ne vient pas. Les pensées défilent et je ressens une solitude effrayante. Que faire ? Qui appeler ? Je pense bien à quelques amis qui sont encore à Paris, Phil, Flo... Ayant le sentiment que j'empoisonnerais tout le monde à cette heure-ci, je m'efforce de poursuivre ma nuit seul.

Après m'être enfin assoupi, je suis réveillé par un cauchemar que ne renieraient pas les claustrophobes : je me trouve seul dans un petit ascenseur qui se bloque et la lumière s'éteint. Silence absolu. Figure métaphorique de ma crainte de la mort ?

16 juillet

J'appelle Denise J., mon ancienne amie de faculté, qui est ophtalmologiste assez près de chez moi. Elle était souvent la meilleure aux examens, elle a un calme et une autorité qui tranquillisent.

Bien que débordée, elle accepte de me voir le matin même. Après avoir confirmé le trouble, appelé diplopie (vision double), elle m'envoie sur-le-champ faire un bilan orthoptique.

Les tests sont effectivement très perturbés. Je vise, du regard, les cibles à peu près aussi mal que le célèbre soldat allemand bigleux de *La Grande Vadrouille* qui mitraille l'avion de son propre camp.

Le soulagement viendra une nouvelle fois d'un simple entretien téléphonique avec le docteur Franchi de l'hôpital Saint-Louis. Elle m'explique que les ponctions lombaires répétées et l'injection du produit de chimiothérapie dans les méninges peuvent occasionner ce type de trouble par un phénomène d'irritation. C'est peu fréquent, paraît-il, mais « classique ». J'apprends donc que les douleurs cervicales et la raideur de nuque qui m'empoisonnent l'existence depuis plusieurs jours sont dues à la soustraction du précieux liquide céphalo-rachidien par les ponctions lombaires et à l'injection d'un produit agressif censé protéger le cerveau d'une extension du lymphome. Un bien pour un mal. Et réciproquement !

Comme cela s'est révélé assez tard après ma dernière ponction lombaire du 25 juin, je n'avais pas fait le lien, d'autant que je n'avais pas mal à la tête. Je prends conscience, comme avec l'histoire des coques ganglionnaires qui subsistaient au scanner début juillet, des limites du raisonnement (et des connaissances hors de son domaine !) d'un toubib dans la tourmente de son propre corps. Plongé dans l'inquiétude de sa maladie, il perd une partie de sa capacité d'analyse et de sa lucidité. Sa culture livresque ne se met pas à son service dans cette situation, bien au contraire. Elle enrichit son imagination morbide !

Une nouvelle fois, j'ai donc expérimenté l'extraordinaire désamorçage instantané de l'anxiété – quand la situation médicale l'autorise – au détour d'une simple phrase banalisant ce que je percevais comme une menace vitale.

18 juillet

Je viens enfin de recevoir ma prise en charge à 100 % de la Sécurité sociale. Deux mois d'attente. J'ai dû avancer plus de 1 500 euros de médicaments dans l'intervalle. Mais comment font les gens démunis ? Côté finances, j'ai (re)découvert que mes émoluments hospitaliers sont en partie constitués de primes qui ont sauté dès mon arrêt de travail. Il aurait fallu les assurer spécifiquement ! Je me retrouve très vite dans le rouge.

La maladie se paye aussi socialement. Une maladie sérieuse, même guérie, porte son lot de séquelles socio-économiques. « Une personne malade en rémission ou guérie reste un malade tout court socialement. Sorte de double peine » (R. Goinière, présidente de Vivre avec). Les assureurs taxent le risque vital ou d'invalidité. La convention Belorgey se préoccupe – enfin – des gens traités pour un cancer pour leur faciliter l'accès à des prêts immobiliers. Certaines assurances, comme Swiss Life, proposent des produits financiers avec une surprime qui diminue avec le temps, parallèlement à la réduction du risque de récidive du cancer. Voilà qui est plus juste. Et pour les non-salariés et autres artisans, traitement ou pas, la boutique doit tourner. Je me souviens d'un chauffeur de taxi soigné dans mon service, qui, avec force prescription d'antivomitifs, pâle et fatigué, partait chercher un client à peine la dernière goutte de la chimiothérapie écoulée dans ses veines.

Je m'aperçois que je vis comme les petits vieux ; comme pour eux, les passages chez mes commerçants habituels prennent un relief tout particulier : ils constituent le principal contact humain de la mi-journée avec le monde environnant, auquel j'étais soustrait depuis un mois, ils symbolisent la vie du dehors. Ma boulangère Joëlle et son énergie communicative. Le cordonnier tunisien qui respire le bonheur de vivre et la générosité, et dont l'analyse de l'évolution de l'islam a plus de pertinence que celle de bien des quotidiens. La pharmacienne, toujours prête à me faciliter la vie pour me procurer les médicaments. Mon facteur enfin, son accent du Sud-Ouest et sa propension à refaire le monde. Pour une fois, j'ai tout le temps de l'inviter à prendre un café, sa tournée attendra quelques minutes. J'ai forcément des affinités avec lui : mes grands-parents et arrière-grands-parents maternels travaillaient à la poste ! Seule ombre à ce tableau de partage avec les acteurs de la cité : mes coiffeuses Manuela et Régine. La brune et la blonde, belles à faire pâlir Jean Rochefort dans son film dédié à la profession. Elles supportent mal la plaisanterie ! Quand je leur ai rendu visite, j'ai brusquement soulevé le bob qui cachait mon crâne lisse, leur signifiant de la sorte un chômage obligatoire pour les semaines à venir. Et leur sourire s'est alors figé avant qu'elles ne me maudissent de cette mauvaise blague.

Agréable attention du jour : Jean-Marie G., qui travaille dans un grand laboratoire, m'a fait parvenir quelques boîtes d'Emend, un nouvel antivomitif qui sera bientôt commercialisé. Je n'aurai pas à m'en servir, mais il jouera le rôle de produit magique et protecteur, « au cas où »...

21 juillet

C'est le jour où je dois me soumettre au PetScan. Encore une découverte du système médical vécue de l'intérieur. C'est hallucinant à quel point un médecin peut ignorer ce qu'endurent les patients ! J'ai lu que, dans une université nord-américaine, un stage de découverte était imposé aux étudiants en médecine, afin qu'ils s'imprègnent du parcours d'un malade à l'hôpital. On les laisse pendant une journée, à poil sous une blouse, avec de mauvaises chaussures (pour sensibiliser aux troubles de la marche), des lunettes couvertes de vaseline (pour troubler la vue), des bouchons dans les oreilles (pour ressentir les effets d'une surdité), subir de longues attentes pour des examens sans leur fournir d'informations... Histoire de diminuer l'arrogance oublieuse du bien portant vis-à-vis de son prochain.

Donc, retour à l'hôpital Saint-Louis. J'arrive à jeun. Je suis un malade *lambda*.

Locaux flambant neufs. Normal, le PetScan est installé depuis quelques jours à peine et je suis un des tout premiers à l'inaugurer. L'AP-HP investit, et c'est tant mieux, me dis-je. La feuille d'information destinée au patient indique qu'« il serait souhaitable de ne pas être diabétique » (*sic*) ; en effet, cela peut fausser l'examen qui est fondé sur la captation anormale du sucre radioactif par les cellules tumorales.

Infirmière aimable et directive : « Repos allongé sans bouger pendant une heure pour commencer ! » Elle revient plus tard et me tance : « Non monsieur, il ne faut pas croiser les jambes, cela augmente le métabolisme et pourrait créer de fausses images ! » Bigre.

Injection du produit radioactif soigneusement extrait d'un récipient plombé, le tout évoquant mes cours NBC – ou comment faire face à une attaque nucléaire, biologique, chimique – lorsque je faisais mon service militaire à Libourne, comme tous les professionnels de santé de l'époque.

Encore une heure sans bouger. Merci, la sophrologie.

Puis on m'intime l'ordre de m'étendre sur une table qui va passer dans deux larges anneaux contigus. Il va falloir rester dans ce tunnel quarante minutes sans bouger, jambes repliées sur un coussin, mains derrière la tête. Dans cette ambiance d'investigation quasi policière, chaque mouvement intempestif fait l'objet d'un rappel à l'ordre par la voix anonyme provenant d'un petit haut parleur, genre Big Brother.

À quoi penser dans cette situation ? Allez, je me fais un petit rêve éveillé au bord d'une plage. Je passe un bon moment et le temps défile plus vite. Le brancard sur lequel je suis allongé ne progresse que de quelques centimètres toutes les huit minutes.

Je suis enfin autorisé à descendre de la table. Et là se produit un petit gag : pour être resté, immobile, les genoux pliés, les nerfs des jambes, appelés sciatiques poplités externes, ont été généreusement coincés. Il en résulte une sorte de coupure de courant... et je m'étale de tout mon long au moment de me lever. Mouvement d'affolement en réaction à ce supposé malaise. Mais tout le monde se rassure en voyant ma bouille hilare : non, ce n'est pas une hypoglycémie !

Direction la salle d'attente. Qui porte vraiment très bien son nom, au même titre que celui de « patient ». Encore plus d'une heure à poireauter. L'attente, en médecine, c'est le temps qui suspend son vol pour celle ou celui qui est directement concerné. Les minutes sont des heures, les bruits sont des indices menaçants. On sursaute quand la porte s'ouvre. On guette un signe dans le regard du médecin qui vous appelle. Je ne peux penser à rien d'autre en me disant que mon sort est en partie suspendu à ces rectangles de film transparent avec ou sans taches. Exercice routinier pour le médecin qui les examine ; événement extraordinaire – au sens littéral du terme – pour le malade. *A fortiori* lorsqu'il s'agit d'un cancer. Et ma mémoire convoque ces patients à qui il est demandé de languir des jours, voire des semaines ou des mois (pour un test génétique, par exemple) avant d'obtenir le résultat d'un examen susceptible de changer radicalement le cours de leur vie. À l'heure du *tout tout de suite* de l'ère Internet, c'est un supplice.

Certes, il y a la limite technique. À vouloir répondre trop rapidement, le risque est de communiquer le résultat d'un examen non encore revu et validé par un médecin senior expérimenté. Patatras ! Surtout si le rectificatif vous enfonce. Ce qui peut donner : « En fait, votre tumeur n'est pas stable, elle a grossi. Désolé pour cette information erronée. » Retournez à la case départ, ne touchez pas 2 000 euros (le Monopoly s'est modernisé). Dramatique. À chaque bilan, surtout s'il n'est pas bon, il serait souhaitable – du moins en théorie – d'user des mêmes précautions que pour l'annonce initiale du diagnostic de la maladie grave.

Au loin, je vois approcher la silhouette élancée d'une jeune toubib brune. Je pressens que c'est pour moi. Je la suis, et mon cœur s'accélère plus que ne l'exige l'effort de marcher, comme le *Psappha* de Xenakis. J'en déduis donc logiquement que je suis en proie à une certaine – et légitime ? – émotion. Son langage est direct : « Monsieur, *a priori*, je ne vois pas de fixation [évoquant la persistance de ganglions tumoraux]. Il faudra cependant attendre la relecture définitive. »

Prudence de rigueur, certes, mais tout de même : grand soulagement.

Dernière épreuve de ce parcours de fort Boyard médical, il faudra uriner le produit avant de partir. Pour ne pas contaminer les femmes enceintes que je pourrais croiser dans le métro, par exemple. Je m'exécute. Pas de nuage atomique dans les toilettes.

Cette fois, je crois que c'est bon. Premier réflexe, je file le dire à mes soignantes de l'hôpital de semaine. Elles ont mérité d'avoir la primeur de la nouvelle. Après tout je leur dois bien ça. Elles ne sont peut-être pas étonnées. Pour moi, c'est génial.

In fine, cet examen que j'étais réticent à faire me soulage infiniment. Pour la première fois depuis le 11 mai, je respire plus librement. J'en informe mes proches par téléphone puis mon patron qui est ravi. Il n'aura pas à chercher un autre collaborateur. Non, je plaisante.

Retour à la maison. J'ai une pêche d'enfer. Les enceintes crachent les sons saturés des guitares du *New Killer Star* de Bowie. En souvenir d'un des meilleurs concerts auxquels j'aie assisté, six mois auparavant, au Zénith de Paris avec mes potes Dermot et Lawrence.

Je me sens prêt à faire le tour du monde.

TROISIÈME PARTIE

La consolidation

XIV

Vacances

26 juillet

Première cure de « consolidation ». J'arrive détendu à l'hôpital Saint-Louis. L'impression de déjà-vu, mais aussi et surtout, l'effet des résultats du PetScan. La chimiothérapie est maintenant vécue différemment. Elle doit peaufiner le résultat, enfoncer le clou de la réussite. Le terme de « consolidation » est tout droit tiré du vocabulaire du bâtiment : on remet un coup de ciment pour que cela tienne toute la vie.

Je suis plus en forme. Je n'escaladerais pas en courant les marches menant à l'église du Sacré-Cœur, mais j'ai décidé de prendre le métro plutôt qu'un taxi. C'est économique et très symbolique pour moi : le signe d'un retour vers une vie normale. Les touristes s'agitent et babillent. Mais que c'est fatigant, les transports en commun !... J'avais oublié.

À l'hôpital de jour, un nouvel interne – de sexe masculin ! – s'occupe de moi. Nous discutons de médecine, bien sûr. Sur l'ordonnance de sortie, il modifie le traitement que je prenais jusqu'alors. Ce petit changement me perturbe, tout fidèle que j'étais aux recommandations des docteurs Brice et Franchi. La médecine n'est pas une science exacte ; pour traiter une affection, il existe des variations possibles de prescription. Mais le malade préfère un même langage et une certaine continuité, cela rassure. Quoi qu'il en soit, le Zelitrex et le Bactrim seront désormais mes compagnons quotidiens pour les mois à venir. Car c'est maintenant que la baisse de mon immunité va être maximale. Le nombre de lymphocytes sanguins est très bas et doit se rapprocher de celui des malades atteints de SIDA. Il faut donc éviter les risques d'infections dites opportunistes du virus varicelle-zona et de la pneumocystose, entre autres, qui peuvent transformer la période de rétablissement en une galère supplémentaire.

J'en aurai boulotté, des cachets. Plus en trois mois que durant ma vie tout entière.

1er août

Premières vacances, direction la maison de famille en Charente-Maritime. Solange conduit pendant la majorité du trajet à cause de mes troubles de la vision. Je sais aussi qu'il faut éviter le soleil, car les produits de chimiothérapie peuvent exercer un effet photosensibilisant. Pour ma première sortie sur la plage, je suis harnaché comme un touriste albinos qui s'aventurerait dans le désert de Gobi : pantalon, chemise à manches longues, bob sur la tête et lunettes de soleil. Et un écran solaire d'indice 100 – je ne savais même pas que cela existait. De toute façon, par nature, j'ai le teint pâle, dit blond vénitien. Cela veut dire que, quand je suis « bronzé », mon visage se distingue de la blouse d'hôpital, sinon, ça se confond un peu. C'est dire. Avec Matthias, aide-soignant africain de mon service, nous rions très souvent de nos différences de pigmentation.

Mais la rigueur contre les ultraviolets va vite se relâcher et il ne se passe rien, j'ai même un léger hâle sur les bras et le visage. Point d'allergie ni autre tache cutanée.

L'appétit est féroce, quand bien même les troubles du goût persistent. Je rattrape le temps perdu, j'ai été frustré de bonne bouffe. Razzia sur les fruits de mer, le melon, le pineau et les pêches. Je reprends le vélo avec un bon rythme et arrive même à pédaler une vingtaine de kilomètres jusqu'à Talmont, merveille d'église romane dominant fièrement l'estuaire de la Gironde, avec son petit banc de pierre face à la mer, propice à la réflexion ou à l'écriture.

En revanche, pour le parcours sportif dans la forêt de Suzac, il faudra repasser, car les muscles ne répondent pas bien. Les enfants en rigolent. Il est trop nul, le père, avec les biceps en marshmallows !

J'ai quand même pu faire une petite partie de tennis avec Gabriel. C'est un défi lancé à la chambre implantable nichée sous ma clavicule droite. Je repense à l'histoire de M. B., qui avait été opéré à l'âge de soixante-dix-huit ans d'une tumeur pancréatique dont il avait ressenti les premiers symptômes... après une descente de la vallée Blanche à ski. Il avait supporté la lourde intervention chirurgicale, c'est déjà fort. Pendant trois ans, il a vécu très activement. Puis une rechute de la tumeur est survenue sous la forme de métastases dans le foie. Nous avons décidé de lui faire une chimiothérapie, car, malgré son âge (quatre-vingt-un ans alors), sa forme était toujours excellente : un bon état physiologique et psychologique prime sur l'âge numérique d'un sujet pour les décisions médicales. C'est alors qu'advient l'histoire du tennis : lorsque j'ai expliqué à M. B. la nécessité de la mise en place de la chambre implantable pour les perfusions, il m'a écouté avec une grande attention. À la fin de mon laïus, il a présenté une requête, avec insistance : « Peut-on me mettre *ce truc* sous la clavicule gauche ? » Il avait peur d'être gêné pour jouer au tennis le week-end suivant, tournoi des supervétérans oblige ! Et cette compétition, il l'a faite. Et puis d'autres. La maladie a fini par l'emporter quelques mois plus tard, mais ce dynamisme mental et physique m'a marqué – « Ce n'est quand même pas elle [la maladie] qui m'empêchera de jouer au tennis ! », répétait-il à l'envi.

Je lui dédie ma partie de cet été. Au détour de leurs confidences, les malades nous apprennent toujours quelque chose sur la vie.

XV

La phase d'ingratitude

« Ce qui trouble les hommes, ce ne sont pas les événements, mais l'idée qu'ils se font des événements. Ainsi, la mort n'est pas une chose effrayante, sinon Socrate lui-même l'aurait jugée telle ; mais l'idée que la mort est une chose effrayante, voilà ce qui est effrayant. Lorsque donc nous éprouvons une gêne, un trouble, une tristesse, n'en cherchons jamais la cause ailleurs qu'en nous-même, je veux dire dans les idées que nous nous faisons des choses. Celui qui n'est pas philosophe accuse les autres des maux qu'il endure ; celui qui commence à être philosophe s'accuse lui-même ; le philosophe n'accuse ni un autre ni lui-même. Il ne faut pas demander que les événements arrivent comme tu le veux, mais il faut les vouloir comme ils arrivent ; ainsi ta vie sera heureuse. »

ÉPICTÈTE.

16 août

C'est sans grand plaisir que je vais retrouver Paris pour la reprise de mon traitement. Pendant le voyage de retour, j'ai remarqué avec amusement que beaucoup de caravanes de la marque Adria circulent sur l'autoroute. « Adria », c'est, pour les soignants qui l'utilisent, l'abréviation consacrée de l'adriamycine, ce produit qui m'a fait tomber les cheveux. Une bonne idée de publicité : « Roulez avec Adria, la caravane qui décoiffe. »

C'est une sensation bizarre et pénible de retourner à l'hôpital alors que, ces derniers jours, je jouais au tennis et pédalais à bonne allure. Et de retrouver les perfusions.

> Contrairement à ses habitudes, une malade arrive un peu en avance à sa quatrième séance de chimiothérapie. Elle pose son écharpe et son bonnet sur une chaise et se dirige vers une table basse où se trouvent des magazines. Elle en prend deux ou trois [...]. Un immense chagrin l'envahit tandis qu'elle lit les journaux de l'été dernier. Les dates sur les pages lui rappellent les meilleurs moments de sa vie, quand elle n'avait pas le temps de lire (G. OBIÉGLY, *La Nature*).

On va m'administrer un nouvel immunosuppresseur – façon de dire, car il m'a déjà été injecté par ponction lombaire –, le méthotrexate, cette fois à fortes doses (cinquante fois celles qu'on utilise en gastroentérologie, par exemple, pour la maladie de Crohn !).

Avant d'en gorger mon organisme, il faut s'assurer que mes urines sont « alcalines », pour protéger les reins. J'ai donc fait une orgie de Vichy Célestins pendant les quarante-huit heures qui précédaient la cure, comme c'est recommandé par la faculté. La pub proclame que c'est une eau bonne pour le teint. Elle l'est aussi pour les reins ! Mais c'est bigrement salé et j'ai du mal à ingurgiter les grandes quantités prescrites. De l'eau de mer sans le paysage.

Aujourd'hui, je ne connais pas l'infirmière qui s'occupe de moi. Elle découvre le poste de soins de l'hôpital de jour, du fait de la rotation des personnels liée aux congés d'été. Elle est manifestement tendue, et son anxiété est communicative.

J'ai encore droit à une perfusion de bicarbonates. Que de sel... Ils vont me transformer en huître ! Je dois tester mes urines autant de fois que possible, jusqu'à ce que le pH soit assez alcalin. Toujours un peu humiliant de pisser à la demande, ça rappelle l'école primaire ou l'armée quand on cherchait des traces d'albumine.

Ma soignante réfléchit tout haut en lisant la prescription : « La perfusion ne doit durer que deux heures ? Dans mon service, ça dure la journée. C'est du concentré ici ! » Elle prend ma pression artérielle, comme au début de chaque cure : « J'espère qu'elle sera bonne, parce que j'ai déjà du retard dans mon travail et il ne faut pas traîner pour commencer rapidement l'injection. » Restons zen. Je compatis : la tension est bonne. Mais, la prochaine fois, j'espère retrouver mes soignantes habituelles, car celle-là, peut-être dans un mauvais jour, accumule les erreurs psychologiques.

Le produit injecté arbore une couleur jaune foncé qui évoque plutôt un détergent de grande surface qu'un médicament. Décapant. Pendant quarante-huit heures, il faudra absorber des cachets d'une vitamine – l'acide folinique – qui protège de certains effets toxiques. Pas question de vomir cet antidote. Cela me demandera bien des efforts contre les nausées.

Je commence franchement à en avoir marre de la chimiothérapie. J'ai envie de balancer tout ça, maintenant. Je sens que je suis entré dans une nouvelle phase que j'aurais envie d'appeler d'*ingratitude*. Après l'immense soulagement qui a suivi le bilan du mois de juillet, je ressens une sorte de démobilisation. Alors que l'idée de conclure avec un traitement de consolidation me paraissait intellectuellement tout à fait acceptable, voilà que j'en ai ras-le-bol. De l'hôpital, des produits qui sentent la chimie et m'agressent, des pieux plantés à travers la peau dans le port-a-cath, du circuit « papiers de sortie-attente-taxi-retour » puis affalement dans le canapé, nausées et hors service pour la soirée et le lendemain.

Il va donc falloir se faire violence pour la suite. Ces cures de consolidation agissent comme une lance à eau de pompier qui nettoie les débris ganglionnaires à grands jets. La route sera bientôt totalement propre et libre. Je visualise cela très bien. Je me sens alors très fort, je suis en train de me débarrasser définitivement de cette maladie. Enfin une pensée positive aujourd'hui !

J'ai reçu une lettre de la femme d'un patient : « Nous voulions, en ce vendredi 13 août, vous faire un “clin d'œil”, car il était convenu de boire le champagne pour cet anniversaire des cinq ans après l'opération [d'un cancer du pancréas !] de mon mari. »

25 août

Quelques mots sur l'irruption non maîtrisée de l'information. Je surfe un soir sur PubMed, la librairie américaine des publications médicales sur le Web. Au bout de quelques minutes, je m'aventure instinctivement à taper le nom de mon médecin référent, le docteur Brice. Après tout, certains malades qui nous consultent ont aussi entré notre nom sur Yahoo ou Google pour savoir à qui ils ont affaire.

Je fais défiler machinalement la liste des nombreux et prestigieux articles qu'a signés mon médecin. Sueurs froides, quand je tombe sur un titre sympathique : « Risque de second cancer après chimiothérapie pour lymphome. » Nouveau risque (rare), nouvelle source de crainte. Je m'insulte intérieurement : « Tu es masochiste, ou quoi ? ! » Je zappe le résumé (que je lirai calmement quelques semaines plus tard, curiosité intellectuelle oblige) et j'éteins l'ordinateur sur-le-champ.

Mon antidote : un bon verre de pineau et un disque, et ça va mieux.

Mais quelle imbécillité de ma part : ce que je déconseille à mes malades, je l'ai fait moi-même et pas au meilleur moment !

On s'inquiète pour les enfants et les adolescents de la violence ou de la pornographie accessibles sur la Toile. Mais, dans un autre registre, les malades qui plongent (terme sans doute plus approprié que « surfer », ici, avec le risque de boire la tasse, j'insiste) dans l'information médicale disponible sur le Net s'exposent à un danger psychologique. Certains de mes collègues sont d'un avis très différent : pour eux, c'est la fin de la « confiscation » du savoir par les professionnels de la santé et la liberté d'accès à toutes les informations pour les non-initiés. Je veux bien, mais il faut mesurer l'affolement que la réception non accompagnée d'une information pointue, brute, violente parfois, peut déclencher chez les destinataires. Quand il s'agit, par exemple, du taux de décès pour une maladie qui vous concerne, de complications potentielles, etc.

Un exemple me vient à l'esprit. Au printemps 2003, j'ai pris en charge Mme F., âgée de quarante-cinq ans, atteinte d'une tumeur encore non métastatique du pancréas, mais déjà trop évoluée pour être enlevée par chirurgie. Après quatre mois de traitement, son état s'était amélioré sensiblement : plus de douleur et donc arrêt de la morphine, meilleur appétit et reprise de poids. Et du goût de vivre. Projets de vacances, envie de se battre. Bref, elle avait tiré un « bénéfice clinique » – terme à consonance commerciale parfois utilisé – de son traitement. Un soir, elle m'appelle, désespérée, en sanglotant. Car avec le retour de la confiance, elle venait de se risquer à aller sur la Toile grappiller des informations sur sa maladie, sur un site du genre www.toutsavoirsurmatumeur.com. Elle a pris l'information en pleine figure : chances de guérison quasi nulles dans sa situation, survie courte. Aurait-elle donc déjà consommé la quasi-totalité du temps qui lui restait ? Heureusement, non ! Elle a vécu encore de longs mois, car sa maladie était bien contrôlée et elle faisait montre d'une forte résistance naturelle lui permettant de tirer le maximum des progrès médicaux, modestes mais tangibles dans cette affection. Mais, psychologiquement, le mal était fait. Le petit édifice de sérénité et d'enthousiasme si chèrement acquis, si patiemment construit comme un fragile château de cartes, s'était effondré en quelques secondes devant un écran d'ordinateur. Malgré nos encouragements répétés, elle n'a jamais plus repris confiance.

On l'aura compris : je suis intimement convaincu que le rôle du médecin dans l'information de ses malades est irremplaçable ; ce dernier a la connaissance utile de l'affection et du projet thérapeutique pour un patient donné, et la capacité d'évaluer le niveau de compréhension (registres intellectuel et culturel) et de réceptivité du moment (registres affectif et émotionnel) de ses consultants. À lui de distiller les résultats de façon adaptée, en accompagnant le malade à son rythme.

Loin de moi cependant l'idée de diaboliser Internet. Pour les médecins, c'est une avancée majeure : informations spécialisées, publications en ligne, communication avec les collègues français et étrangers, échange de données, organisation de réunions... Pour le malade, une solution satisfaisante serait que le médecin référent lui indique le(s) site(s) bien fait(s) ou publication(s) adaptée(s) pour en savoir plus sur sa maladie et ses traitements.

Nos sociétés savantes ont accompli de gros efforts pédagogiques pour apporter des réponses fiables et adaptées, accessibles en ligne au grand public [1].

D'autres informations, parfois dommageables, sont celles délivrées par les médias de façon souvent trop précipitée. « L'équipe du professeur X a mis au point

1. On peut aussi consulter à ce sujet le très bon ouvrage de P. Jeanteur, *Cancer. Toutes les réponses à vos questions* aux éditions John Libbey Eurotext.

un médicament efficace dans telle tumeur. » Combien de traitements supposés révolutionnaires n'ont pas tenu leurs promesses ou ont vu leur efficacité obérée par des effets secondaires rédhibitoires, dont la mesure n'était prise que lorsque le produit était distribué à grande échelle ? Combien de thérapies géniques ont-elles, depuis vingt ans qu'on en parle, débouché sur des succès reproductibles et diffusibles dans le traitement des cancers ?

Il est difficile pour un malade atteint d'une affection délicate à soigner d'apprendre l'arrivée « prochaine » d'un nouveau médicament efficace. Cette disponibilité future (voire conditionnelle) sera retardée de plusieurs mois par les procédures d'accréditation et de commercialisation fort longues. La perspective est trop lointaine pour celles et ceux dont l'affection est déjà très évoluée.

30 août

Je commence une cure d'un nouveau type. Au menu : soupe de vépéside et émincé d'étoposide, à la sauce Zophren. Je teste mes huitième et neuvième produits de chimiothérapie, si j'ai bien compté. De quoi faire des tests comparatifs pour la revue *60 millions de consommateurs* : volume, durée, couleur, effets secondaires, rapport qualité-prix, etc.

Cela se passe plutôt bien. Avec Véronique, l'infirmière d'aujourd'hui, nous parlons enfants. Les siens ont de très jolis prénoms : Lola et Zoé.

Distraction du jour : les jeux Olympiques et la belle victoire de la nageuse Laure Manaudou.

Tous ces athlètes en forme, c'est agréable à regarder du fond de son lit. Sorte de métempsycose, vivre la pleine santé et les performances du corps par procuration.

10 septembre

Les jours raccourcissent et c'est la rentrée scolaire. Je ne supporte plus très bien d'être hors circuit. Je m'attarde sur l'ordinateur pour reprendre en main mes projets scientifiques. Le piano, les balades et la lecture, c'est bien mais cela ne suffit plus à satisfaire intellectuellement son homme. J'ai envie de retravailler. Il me semble qu'il faut toujours encourager les malades qui, en cours de chimiothérapie, veulent maintenir un lien avec leur profession, si leur forme le leur permet. Je dis souvent à leurs proches qui s'en inquiètent : « Il risque de se fatiguer ? Oui, et alors ? Il s'arrêtera de lui-même et se reposera. Ne l'enfermez pas dans sa maladie, ne soulignez pas sa perte d'autonomie. »

Je profite néanmoins du temps libre forcé pour nourrir, avec plaisir, des amitiés anciennes un peu délaissées au fil de la vie trépidante. Je me permets d'aller déjeuner au Mans avec mon ami de sous-colle Philippe C., qui travaille à l'hôpital de cette ville. Un bon steack et mille choses à se dire.

Nous parlons, entre autres, des soins des malades, de la prise en charge des douleurs liées à leur affection. C'est pour moi l'occasion d'évoquer ici notre maître français des traitements contre la douleur, le docteur François Boureau, qui exerçait à l'hôpital Saint-Antoine (Paris). Il a tragiquement disparu à l'été 2005. Ce praticien a certainement autant servi la médecine et les malades que nombre de mandarins plus médiatiques. Plus discrètement, c'est tout. Il a formé des cohortes de médecins, infirmières et sages-femmes sur un sujet fondamental et longtemps dédaigné par le corps médical : la prise en charge de la douleur sous toutes ses formes. En France, alors que nous sommes les champions d'Europe de la prescription de somnifères, nous comptons parmi les cancres de celle des dérivés morphiniques. Il y a quelques années, j'ai décidé de retourner essuyer les bancs d'un amphithéâtre pour suivre l'enseignement du diplôme universitaire qu'il organisait, car je ne supportais plus d'être ignare et incompétent dans ce registre essentiel de ma discipline. J'ai découvert la personnalité très attachante de François, empreinte d'une grande simplicité, malgré une montagne d'expérience et de connaissances. Enseignement inoubliable. La prise en charge de la douleur en médecine – et surtout en cancérologie – est un des aspects les plus importants et potentiellement gratifiants de notre métier. Les résultats en sont immédiatement sensibles. Cependant, la formation des étudiants dans le domaine est à développer. J'ai délivré le premier cours sur ce thème à la faculté Bichat à la fin des années 1990. Trop peu de médecins – en dehors des anesthésistes habitués à traiter les douleurs aiguës – savent manier les dérivés morphiniques, ce qui est pourtant relativement simple. Mais prendre en charge la douleur chronique est une activité très consommatrice de temps pour les soignants, car elle demande une grande disponibilité. L'aide considérable apportée par les médecins, infirmières et psychologues des unités de traitement de la douleur ou de soins palliatifs n'est sans doute pas encore appréciée à sa juste valeur (et les structures mobiles semblent remises en question par le plan Cancer [1]).

Alors merci pour tout, François, et chapeau bas. Je m'efforcerai de transmettre tout ce que tu m'as appris sur le sujet.

Décidément, j'en aurai des choses à faire quand je retournerai bosser.

Je commence à ronger mon frein.

---

1. Recommandation n° 42.

XVI

Quand le cancer survient

« Les griffes aiguës de la maladie suscitent, au cœur de l'homme, les sentiments les plus opposés : crainte, confiance, espérance, résignation, malédiction, humilité et désespoir. La maladie pousse le malade à se questionner, à penser, à prier, à lever dans le vide son regard épouvanté et inventer un être vers qui il puisse se tourner dans son angoisse. Mais tout être qui souffre cherche à découvrir le sens de sa souffrance. La maladie s'emparerait-elle de nous sans cause ? Notre corps serait-il incendié par la fièvre sans faute de notre part, les fers brûlants de la douleur fouailleraient-ils nos entrailles sans but et sans raison ? Cette idée effrayante de l'absurdité totale de la souffrance, chose qui suffirait pour détruire l'ordre moral de l'univers, jamais l'humanité n'a osé la poursuivre jusqu'au bout. »

S. ZWEIG (*La Guérison par l'esprit*).

11 septembre

Il est possible d'éluder, de fuir ou d'envisager scientifiquement la question : pourquoi la survenue d'une maladie ? Pourquoi *elle*, pourquoi *moi* ? Une certaine injustice est souvent évoquée. Un mode de vie parfait, s'il favorise une longue vie, n'est pas une condition suffisante pour éviter les tracas de santé. *A contrario*, nous avons tous connu des alcooliques invétérés ou autres mégots ambulants qui faisaient de vieux os en narguant la faculté. Je rappelle l'histoire du patient qui demande à son médecin : « Est-il vrai que si je ne bois pas, ne fume pas, ne sors pas et laisse le sexe de côté, je vivrai plus longtemps ? » Réponse du docteur : « Non... mais la vie vous paraîtra beaucoup plus longue. »

Il est possible, schématiquement, de séparer les causes favorisant l'apparition des cancers en trois groupes : génétiques, environnementales et autres.

Pour la génétique : il existe des « familles à cancer » dans lesquelles la modification d'un gène prédisposant est parfois identifiée ; cela peut permettre, dans certains cas, de proposer un dépistage précoce et l'application de mesures préventives le cas échéant. Par exemple, il est possible de détecter, avec une prise de sang, les sujets ayant une mutation du gène de la polypose colique (affection au cours de laquelle les sujets touchés développent des centaines de polypes qui se cancérisent de façon inéluctable avant l'âge de quarante ans) ; une coloscopie est alors effectuée qui permet de diagnostiquer les lésions et de proposer l'ablation de la totalité du côlon pour éviter la survenue d'un cancer. À l'inverse, les sujets de la même famille n'ayant pas ladite mutation pourront être rassurés et éviteront les coloscopies répétées.

Pour l'environnement, certains « couples » sont bien identifiés : tabac et cancer bronchique, amiante et cancer de la plèvre, papillomavirus et cancer du col utérin (un vaccin pour les jeunes filles sera bientôt commercialisé), soleil et cancers de la peau, infection à *Helicobacter pylori* et tumeurs de l'estomac, etc. Et il reste certainement bien d'autres facteurs cancérogènes à découvrir. Un spécialiste dijonnais de l'épidémiologie, le docteur Bonnetain, m'a appris que la survenue d'hémopathies (lymphomes, leucémies) a augmenté, en France, à proximité des usines d'incinération des déchets. La veille sanitaire et la politique ne font pas toujours bon ménage : pour ne pas inquiéter les administrés et modifier leurs projets, certains décideurs ont fait disparaître, sous une pile de dossiers, cette note scientifique jugée alarmante... L'enjeu d'une élection peut primer sur la santé publique.

Les risques potentiels de certains traitements doivent être mis en balance avec les bénéfices attendus. On sait, par exemple, que l'administration prolongée d'un traitement hormonal substitutif (THS) de la ménopause augmente le risque de cancer du sein ou, dans un contexte spécifique, de cancer de l'endomètre chez les femmes qui le prennent pendant une durée prolongée. Ce traitement, prescrit à très grande échelle, vise à éviter l'apparition de symptômes très désagréables chez certaines d'entre elles – bouffées de chaleur, sécheresse vaginale, troubles de l'humeur... – qui peuvent fortement altérer leur qualité de vie. Mais notre société tend de plus en plus à se protéger contre tous les risques. Plusieurs fois, dans l'exercice de mes fonctions à l'hôpital, j'ai été confronté à des femmes ménopausées traitées pour un cancer digestif grave et dont le gynécologue décidait d'interrompre le THS au motif qu'elles risquaient d'avoir (en plus) un cancer du sein ! Certaines de ces femmes devaient alors affronter, en plus de la dureté de leur situation liée à une tumeur digestive, le retour des symptômes désagréables de la privation hormonale. Ainsi, la prise en compte excessive d'un risque réel, mais difficile à qualifier peut conduire à des situations délétères. Bien sûr, à l'échelon d'une population, l'éviction d'une conduite à risques est évidemment recommandable. L'incidence du cancer du sein a diminué pour la première fois, peut-être en partie du fait de la restriction des prescriptions du THS. Mais la balance bénéfice/risque de ce type de traitement dit « de confort » devrait toujours être évaluée au cas par cas par les médecins, de façon à proposer une réponse adaptée à une situation donnée, en évitant les généralisations abusives.

Pour ce qui m'intéresse de près aujourd'hui – les lymphomes –, il existe certes des facteurs de risque bien identifiés, mais ils sont assez peu communs : traitement immunosuppresseur après la greffe d'un organe ou infection virale – par le VIH notamment.

Pour le troisième groupe de facteurs favorisants, que j'ai intitulé « autres », c'est beaucoup plus flou. Des travaux ont tenté d'identifier des causes psychologiques favorisant l'apparition d'un cancer : par exemple, l'incidence du cancer du sein augmenterait après un veuvage. Mais les résultats se révèlent souvent contradictoires et rendent difficile l'interprétation des liens éventuels entre psychologie et apparition d'un cancer. Il n'est pas possible de cautionner l'assertion de certains psys qui martèlent qu'on

« se fabrique » un cancer. Mais c'est un truisme ! Personne d'autre ne le fabrique à votre place, on est tous d'accord là-dessus...

Si l'existence d'un lien entre un événement traumatisant et le développement d'une maladie est difficile à établir à l'échelon individuel, il est cependant vrai que les défenses immunitaires peuvent être affaiblies après des agressions prolongées, comme cela a d'ailleurs été démontré chez l'animal. Qui n'a pas fait l'expérience d'une poussée d'herpès labial après un gros coup de fatigue ? Il est admis que certaines maladies se développent plus facilement chez des sujets soumis à de fortes contraintes psychologiques, professionnelles notamment : affections de peau, troubles musculo-squelettiques, phénomènes anxio-dépressifs... Le cas du cancer (je devrais dire *des* cancers) est à l'évidence plus complexe : toutes les personnes qui subissent un choc psychologique, même très grave, n'en sont pas atteintes. Que je sache, son incidence n'a pas augmenté chez les rescapés des camps de concentration et d'extermination de la guerre de 1939-1945 qui ont enduré des souffrances physiques et psychologiques qui dépassent l'imagination, sauf à lire Primo Levi ou Simone Veil. Inversement, bon nombre de malades atteints de cancer ne décrivent pas de malheur ou de rupture récents dans le cours de leur existence. Une malade m'a écrit ceci, après son opération pour un cancer du côlon : « Je vous le dis : on ne fabrique pas un cancer par hasard. Ce ne sont pas les grandes douleurs [...] telles que la perte d'un enfant ou l'enfermement dans un camp de concentration qui le suscitent parce que ce sont des douleurs “autorisées et légitimement officialisées”. Ce qui fait naître la maladie, c’est d’abord un terrain propice, d’où l’intérêt de vos recherches, mais ce terrain est génétique, aussi bien que physiologique et psychologique. Mêlez ce terrain, le stress, des conflits rentrés et un certain souci du perfectionnisme et vous aurez tout ce qu’il faut pour qu’une cellule maligne se crée et se multiplie... »

Alors quid du « stress » ? Un mot qui a pris une place prépondérante dans le vocabulaire de la deuxième moitié du XXe siècle, et qui évoque un concept inquiétant mais flou. Rappelons l’image princeps : celle d’un morceau de métal tordu jusqu’à atteindre son point de rupture. La consonance agressive du mot anglais (trois « s » en six lettres) joue certainement dans son utilisation tous azimuts ; Racine l’aurait peut-être ajouté, en son temps, à la célèbre tirade d’Oreste dans son *Andromaque* : « Mais qui sont ces serpents *stressants* qui sifflent sur vos têtes ? » La littérature médicale grand public nous rabâche qu’il y a deux types de stress, comme de cholestérol : le bon et le mauvais. Mais l’accuser de tous les maux est réducteur. Il suffit de se rappeler, pour le gastro-entérologue que je suis, l’histoire de l’ulcère du duodénum (souvent communément appelé, à tort, « ulcère de l’estomac »). La faculté nous enseignait que le stress était un facteur favorisant majeur de cette affection, paradigme de la psychosomatique. Pourtant, dès 1982, un Australien, Robin Warren, et son compère Barry Marshall, avaient soulevé, dans une certaine indifférence, l’hypothèse selon laquelle une infection bactérienne par un germe répondant au nom aérien d'*Helicobacter pylori* pouvait être responsable de la survenue de la majorité des ulcères (et sans doute des cancers) de l'estomac et du duodénum. La juste reconnaissance de leur travail – avec un prix Nobel à la clé en 2005 – n'est venue qu'un quart de siècle plus tard. Pendant tout ce temps, le corps médical a mis en avant un rôle prépondérant du stress pour les malades ulcéreux – et quelques psychothérapeutes se sont probablement enrichis –, alors qu'un traitement d'une semaine par un antisécrétoire gastrique et deux antibiotiques permet souvent de régler le problème de façon définitive.

Chacun sait que l'homme a besoin de stress pour vivre, moteur de stimulation intellectuelle et émotionnelle, sous peine de mourir d'ennui. Les politiques, par exemple, sont soumis à des stress parfois intenses mais trouvent rarement le temps d'être malades. François Mitterrand a survécu très longtemps, bien plus qu'auraient pu le laisser prévoir les statistiques médicales, à son cancer de la prostate métastatique dont les premières manifestations semblent remonter au sommet de Cancún en 1981. Jacques Chirac quant à lui s'est très bien tiré de son petit accident vasculaire cérébral. Il n'est pas fou de penser que le stress « positif » procuré par leur éminente position sociale et le goût du pouvoir leur a permis de repousser leurs limites.

Qu'un stress négatif puisse accélérer le développement d'un cancer ayant déjà débuté, sans pour autant l'avoir déclenché, n'est pas une hypothèse à rejeter. Mais tellement difficile à vérifier !

L'excès de travail ? Quand un gros bosseur tombe malade, l'entourage commence souvent par pointer du doigt son investissement professionnel jugé excessif. Mais, là encore, si tous les médecins – et autres cadres dirigeants – surchargés faisaient plus de lymphomes ou de cancers que les autres, cela finirait par se savoir.

Pourtant, les mythes ont la peau dure. Une infirmière m'a affirmé tout de go que « (ma) maladie n'était pas le fruit du hasard, et que le surmenage cela se paye » [*sic*]. Il apparaît pourtant que les lymphomes, comme la plupart des cancers d'ailleurs, se développent chez tous les types de personnalités, contemplatives ou agitées, oblatives ou égoïstes, pusillanimes ou audacieuses. Certaines publications scientifiques indiquent même que le risque de survenue d'un cancer serait moins élevé chez les sujets surmenés [1] ! Dans un autre registre, on nous apprend que la consommation d'alcool diminuerait le risque de survenue d'un lymphome [2]. Donc, je ne picolais pas assez ? Durant des années, le café était rangé dans les facteurs favorisant la survenue des cancers du pancréas, mais cette hypothèse a fait long feu. Sus à l'arabica convivial !

Pour résumer, une grande rigueur et beaucoup de recul sont nécessaires avant d'incriminer l'influence d'un comportement, d'un produit alimentaire ou d'un facteur d'environnement sur la survenue d'une maladie – cancer y compris –, car les retombées psychologiques, sociales et économiques d'une information erronée sont considérables et potentiellement délétères pour l'inconscient collectif.

1. Bergelt C., *Cancer*, 2005.
2. Nieters A., *Int J Cancer*, 2005.

Quand une maladie survient, si un facteur de risque évident est identifié, cela entre dans l'ordre des choses, il est rassurant d'établir un lien de causalité. Exemple : « Il a eu un cancer du poumon. Normal, il fumait comme un sapeur. » Par rebond, cela tranquillise ses congénères : « Je ne fume pas, donc j'ai *peu de chances* que cela m'arrive. » Le trouble fantasme de la punition divine a encore rôdé.

En revanche, quand aucune cause intelligible ne paraît expliquer une maladie, les interrogations naissent, les questions d'ordre métaphysique se font plus pressantes pour le malade et son entourage. Nombre d'entre eux me demandent, au cours d'une consultation, *pourquoi* telle tumeur du pancréas, du côlon ou de l'estomac s'est développée chez eux alors qu'ils ne fument pas, ne boivent pas et n'ont pas d'antécédent familial (selon les connaissances actuelles, moins de 10 % des cancers ont une transmission héréditaire prouvée).

Pointent alors les sentiments d'injustice et de révolte, loin de l'acceptation fataliste observée chez certains musulmans (« Dieu l'a voulu. ») La porte est ouverte aux fantasmes interprétatifs qui tentent de combler ce vide étiologique. S'y engouffre tout un ramassis de donneurs de leçons qui vont vous abreuver de théories sur la manière de contracter un cancer – ou expliquer comment il est possible de le guérir avec des potions miracles, en soulignant l'impuissance de la faculté et le complot de l'industrie pharmaceutique qui empêcherait le développement de ces traitements « naturels ». « Et quand les derniers espoirs s'épuisent de ce côté-là, les charlatans sortent de la coulisse pour offrir aux malades désemparés leurs régimes à base de noyaux d'abricot, leur massage de l'aura ou le réconfort de la prière », observe I. McEwan (*Samedi*). Florès d'articles sur la manière d'éviter une tumeur en mangeant ceci ou cela. Mélangeant le vrai (il faut consommer plus de fruits et de légumes, c'est exact) et l'incertain (vitamines, oligo-éléments en tous genres). Après les kiwis, les pruneaux d'Agen, qui contiendraient des substances bloquant des radicaux libres cancérigènes, vont certainement être à la mode dans les années à venir. Mais pas autant que le thé vert qui aurait les plus grandes vertus protectrices !...

Les malades essuient des propositions jetées *ex nihilo*, quelques grosses imbécillités ou gros lieux communs pour expliquer la survenue de leur cancer. Je n'y ai pas échappé. Quelle fut parfois ma stupéfaction de constater que celles ou ceux qui répandaient leurs hypothèses sulfureuses avaient souvent un haut niveau d'éducation et de culture ! Et semblaient oublier au passage, tout à leur raisonnement un tantinet péremptoire et peu documenté, que je suis médecin...

Finalement, il pourrait être logique d'imaginer la combinaison des trois conditions pour l'apparition d'un cancer : susceptibilité génétique, facteur environnemental et stress physique et/ou psychique prolongé.

Je fais le point en ce qui me concerne. Susceptibilité génétique : quelques cas de cancer dans ma famille (nombreuse), mais ils sont survenus à un âge assez avancé et n'ont apparemment pas de lien entre eux.

Pas de dérapage évident dans l'hygiène de vie, de chômage, de deuil récent... J'ai les soucis et contrariétés somme toute habituels d'un homme de quarante-cinq ans, père de famille et bien occupé professionnellement.

Retenue et délicatesse doivent être de mise pour aborder un malade atteint de cancer – ou d'une autre maladie grave – *a fortiori* quand aucun contexte génétique ou environnemental particulier ne peut l'expliquer, et que son affection est considérée comme « illégitime ».

Quand on découvre un cancer chez un patient qui mène pourtant une vie saine, j'ai tendance à renverser l'appréciation négative qu'il porte sur l'injustice apparente de la situation. Je dis par exemple : « Grâce à votre hygiène de vie, l'apparition de votre tumeur a peut-être été retardée et vous êtes en bonne forme pour recevoir les traitements. »

C'est très exactement ce que je me suis dit quand on a découvert ma maladie.

Chercher un coupable à tout prix... Commençons par ficher la paix à ceux qui se débattent avec leur cancer, ils ont déjà bien assez à faire ! Sachons laisser les fantasmes de côté et dire : « Bon ! il est là [le cancer]. D'abord et surtout, comment s'en sortir ? »

L'intéressé(e) peut en tirer des enseignements pour se comporter face aux difficultés de la vie, des forces nouvelles. Me concernant, c'est sur ce chemin que je compte bien avancer dans les mois à venir.

Je ne veux néanmoins pas donner le sentiment qu'on peut et qu'on doit tout faire tout seul pour se débrouiller des tracas psychologiques que suscite son cancer. Beaucoup de situations sont plus difficiles que la mienne – type de tumeur, curabilité improbable, faiblesse de l'entourage, etc. – et si la perception des choses est trop douloureuse et si l'équilibre mental du patient ou de son entourage vacille, il est essentiel de ne pas se priver d'un soutien psychologique adapté. C'est ce que nous proposons presque systématiquement aux malades traités dans mon service pour un cancer ou une maladie alcoolique, comme l'un des éléments possibles – et ô combien important – de leur prise en charge. Car si un cancer peut toucher un sujet *a priori* équilibré, les traumatismes et souffrances qui en résultent peuvent légitimement déclencher des troubles anxio-dépressifs liés à la perte de la santé, d'un emploi ou de liens familiaux et sociaux, autant de « deuils » qu'il faut soigneusement prendre en compte et traiter.

J'ai découvert avec humilité combien une maladie peut déstabiliser, mais combien elle permet aussi de se pencher sur ses valeurs, la trajectoire de son existence. Elle offre la possibilité de se promener dans son jardin secret, pour y scruter les zones sombres, les contradictions, les conflits en suspens dans la psyché. En prendre conscience et tenter de les dépasser.

XVII

Le poids du travail chez les professionnels de santé

« Il a trop d'expérience pour se laisser atteindre par les nombreuses formes de détresse qu'il rencontre – il se doit d'être efficace. Les visites aux patients du service et les diverses réunions hebdomadaires ne lui pèsent pas davantage. C'est la paperasserie du vendredi après-midi qui a eu raison de lui, les réponses à donner aux demandes de rendez-vous, la rédaction du résumé de ses deux prochaines communications, les lettres aux confrères et aux éditeurs, la recension d'un ouvrage médical à terminer, les contributions aux projets de la direction, aux modifications gouvernementales du financement de l'hôpital et à la récente réforme des études médicales. »

I. McEwan (*Samedi*).

Je veux m'arrêter quelques instants sur l'exercice de la médecine, en particulier à l'hôpital. C'est un lieu commun d'énoncer que ses acteurs travaillent beaucoup et sont soumis à de fortes tensions, prolongées et répétées. Ils gèrent en permanence ce que les spécialistes du conseil appelleraient des « décisions non programmées ». Il s'agit parfois de situations extrêmes, telles qu'un arrêt cardiaque, une hémorragie ou une crise de nerfs. De celles qui rythment les épisodes des séries télévisées comme *Urgences*, avec une densité exagérée et improbable d'événements, l'objectif étant de maintenir une tension psychologique chez le téléspectateur, de l'immerger dans l'émotion brute (un rien morbide). Les gardes, aux urgences d'un hôpital la nuit, c'est d'abord la confrontation à une certaine misère sociale et à la détresse humaine – alcool, toxicomanie, dépression, isolement –, c'est aussi la gestion de la file d'attente croissante des malades qui se précipitent là où il y a de la lumière depuis la disparition des tours de garde des médecins de ville fatigués d'être mal payés et parfois agressés ; c'est enfin l'usante recherche d'un lit disponible dans un système saturé. On est donc loin des clichés du beau-docteur-cow-boy qui masse les cœurs à tout va entre deux histoires sentimentales.

D'autres situations non programmées, consommatrices de temps et d'énergie, sont bien plus fréquentes, moins nobles et tout aussi usantes dans la journée : les sollicitations permanentes par des appels téléphoniques ou le « bip » de l'hôpital, les demandes répétées de certains patients et de leur famille qui se croient seuls au monde, etc. Toutes ces ruptures imposées qui morcellent les journées et perturbent le fil d'une activité planifiée et efficace. J'ai moi-même travaillé sur l'organisation du travail et la gestion du temps, sujets qui me passionnent. J'ai suivi des séminaires de réflexion sur l'optimisation de ces paramètres avec de remarquables professionnels.

Les soignants doivent faire face tous ensemble aux mutations profondes du service hospitalier, décidées ou subies : diminution rapide du nombre d'internes, acteurs clés de la continuité des soins de nos services, croissance exponentielle de la demande des patients et des exigences de qualité. L'hôpital est sans doute le secteur qui a le plus souffert du choc des 35 heures trop rapidement mises en place et non compensées par l'augmentation de 6 % des effectifs prévue – car il y a pénurie de personnel –, véritable casse-tête pour les cadres infirmiers qui gèrent les plannings des équipes. Que dire de la bombe à retardement que constituent les millions d'heures de RTT (réduction du temps de travail) accumulées par les médecins sur un « compte épargne temps », car elles ne peuvent pas être payées ? Que se passera-t-il lorsque ceux-ci demanderont un départ en retraite anticipé en utilisant ce capital ? Qui les remplacera ?

Les procédures de soins se sont alourdies au cours des années, dans le but – toujours louable – d'améliorer la sécurité et le confort des malades. Une illustration simple qui concerne ma spécialité : la prescription d'un examen endoscopique du côlon. Première étape : expliquer au patient les modalités du geste en détail (tant mieux !) en lui remettant une double page d'informations soigneusement rédigée par nos sociétés savantes à cet effet. L'informer de tous les risques (très rares) pouvant être provoqués par l'examen, auxquels il n'avait généralement pas pensé : saignements, perforation de l'intestin, etc. Ensuite, répondre aux questions légitimes suscitées par ladite information ; s'assurer que le patient n'a pas les facteurs de risque de contamination par l'agent infectieux de la « vache folle » (opération ancienne du cerveau...) ; si une anesthésie générale est envisagée pour l'examen – c'est souvent le cas –, remplir la feuille pour la consultation *ad hoc*. Enfin, reste à décrire le régime sans résidus à observer et la préparation du côlon à faire (sorte de purge à la don Camillo). Au total, dix à quinze minutes de consultation sont consommées pour la démarche complète et les sept papiers ou ordonnances (j'ai compté !) à remplir. Et ce n'est pas fini. Après avoir réalisé l'acte endoscopique, tapé soi-même le compte rendu sur le logiciel – transfert au médecin d'une tâche de secrétariat –, noté le numéro de l'appareil pour la traçabilité (qui permettrait d'identifier l'appareil contaminant en cas d'infection), il faut coder l'acte sur un autre logiciel – quand tout se passe sans *bug*... – pour justifier l'activité du service et donc ses dépenses.

Nous sommes entrés dans l'ère de la tarification à l'activité (appelée « T2A ») qui favorise les actes « rentables » – incitant certains services ou centres de soins à sélectionner les patients candidats à ces actes courts et économiquement juteux – et pénalise la prise en charge d'affections « mal cotées » que seuls les centres hospitaliers peuvent assurer : pathologies graves et chroniques, patients en fin de vie... et prise en charge des patients non solvables.

Exemple d'un autre effet pervers de la T2A : certains des nouveaux traitements anti-cancéreux (comprimés, pompes à perfusion portables...) ne nécessitent pas d'hospitalisation ou seulement une hospitalisation à domicile, et pénalisent alors l'activité apparente des médecins qui les prescrivent. Au plan administratif, en effet, celle-ci n'est pas comptabilisée par la T2A, alors que le nombre de malades pris en charge par ces médecins – ce qu'on appelle la *file active* – augmente pourtant considérablement !

Revenons à l'endoscopie pour les dernières étapes : il faut imprimer le compte rendu pour le patient, le transmettre à son médecin traitant et proposer un rendez-vous pour discuter du résultat des biopsies éventuelles.

Bien sûr, je ne voudrais surtout pas perdre de vue que nombre de changements nous ont permis de gagner en fiabilité et en efficacité, comme la prescription entièrement informatisée des traitements (*DX-care*, logiciel pour les chimiothérapies...) avec des outils tendant à minimiser les erreurs humaines dues, par exemple, à un recopiage erroné ou à l'écriture illisible d'un médecin (non, ce n'est pas un pléonasme) pressé.

À ces mutations rapides, les soignants ne sont pas toujours bien préparés, ou alors dans l'urgence. La formation des personnels devrait faire une plus large part à l'optimisation de l'organisation personnelle et collective pour dégager non seulement de la rentabilité – chère à la *nouvelle gouvernance* hospitalière –, mais tout simplement et surtout du confort et du bien-être professionnel, et la sensation d'une sécurité renforcée pour le malade.

Dans notre univers hospitalo-universitaire tel qu'il a été dessiné par la loi Debré de 1958, trois missions étaient assignées : soins, enseignement et recherche.

Chacune d'entre elles est potentiellement gratifiante, mais il est très difficile de les honorer convenablement toutes. Car à ces trois tâches se sont ajoutées de lourdes obligations de gestion qui ne sont pas des moindres. Pléthore de réunions pour évaluations, accréditations, fonctionnement des pôles regroupant des activités...

La nouvelle gouvernance a transféré certaines responsabilités administratives aux médecins pour faire fonctionner leur service. Comme le résume mon collègue P. Lévy dans l'éditorial d'une revue médicale qu'il dirige : « La nouvelle gouvernance ne sera-t-elle qu'un outil pour que les restrictions budgétaires soient imposées de médecin à médecin et non d'administrateur à médecin ? »

De plus, la recherche médicale est devenue extrêmement concurrentielle à l'échelon planétaire, et les domaines d'expertise de plus en plus pointus. Nous manquons cruellement d'attachés de recherche clinique (ARC) pour nous soulager dans la gestion des protocoles de recherche et le recueil des données des patients. Ailleurs, et les lourdeurs et les lenteurs des procédures administratives, de complexité croissante, pourraient décourager les investigateurs les plus motivés des groupes coopérateurs de recherche.

La recherche clinique et la recherche fondamentale à l'hôpital doivent être valorisées de manière équitable.

Il faut certainement remettre à plat le système et limiter les missions : on peut imaginer, par exemple, que des médecins à vocation universitaire consacrent

– pendant une durée donnée – l'essentiel de leur temps à une ou deux missions.

Il faut évoquer d'autres problèmes de l'hôpital public : les médecins seniors et cadres infirmiers se démènent pour trouver des infirmières et des internes, obtenir du matériel ou des travaux pour humaniser des locaux vétustes que découvrent, sidérées, quelques huiles de la politique qui daignent visiter nos établissements ou y sont forcées car un de leurs proches vient d'être hospitalisé. Il faut batailler des jours – que dis-je : des semaines – pour récupérer un badge à son nom ou même une blouse propre, à l'heure où l'on pousse des cris d'orfraie à propos des infections nosocomiales (contractées à l'hôpital).

On insiste sur le fait que ces médecins hospitaliers l'ont choisie, cette vie ! C'est leur sacerdoce, la gloire en prime. Et pourtant, les premières démissions de chefs de service ou de cadres infirmiers, rapportées discrètement dans la presse, sont à prendre très au sérieux. En général, il ne s'agit point de caprices de praticiens souhaitant brutalement profiter des avantages du privé au bout de vingt ans de carrière et d'un colossal investissement personnel. L'insuffisance de moyens et l'accumulation des problèmes de recrutement finissent par générer découragement et lassitude chez les plus obstinés d'entre eux. Un nouveau terme – encore anglo-saxon ! – a fait son apparition dans le bréviaire de la médecine du travail : le *burn out* ([je suis] carbonisé), entendu après une journée dingue, trente-six heures de travail d'affilée avec une garde de nuit ou quatorze jours de suite lorsqu'on a pris un week-end d'astreinte. Il est synonyme de découragement, d'épuisement et de sentiment d'être dépassé par toutes les tâches assignées. Des études récentes ont souligné ce phénomène de *burn out* chez les médecins généralistes : ce type d'exercice commence à ne plus être attractif pour les jeunes collègues, et c'est très préoccupant. Trop de sollicitations, reconnaissance insuffisante. Le sujet d'un livre entier !

Un médecin ne cesse pas d'exercer une fois qu'il a fermé la porte de son bureau et quitté l'hôpital. Dans l'ascenseur, il reparle avec ses collègues des malades qui posent de gros problèmes. De retour à la maison, il reçoit les coups de fil de proches qui ont un problème de santé à soumettre. En vacances, il doit s'occuper du touriste qui fait un malaise. Ou encore de ce voisin de table, qui, ayant appris sa profession, lui raconte sa petite histoire médicale, et demande si par hasard il n'aurait pas une ordonnance à portée de la main.

Les proches des médecins aussi en supportent beaucoup : week-ends et soirées amputés par des réunions et retours tardifs, repas décalés, coups de fil de collègues ou amis en situation difficile, esprit préoccupé par les malades qui ne vont pas bien. Ma femme le vit au quotidien mais ne s'en plaint quasiment jamais : la force de l'habitude et l'acceptation de mon choix de vie professionnelle. À cette charge croissante de travail « technique » s'ajoute une pénibilité sournoise et dévastatrice pour les soignants de certains services : les maladies incurables. Il faut faire face à l'anxiété des patients et des familles. Nous disposons, dans mon service, d'un demi-poste de psychologue pour quarante et un malades hospitalisés. Il faut gérer l'échec de certains traitements, parfois une forme d'impuissance thérapeutique, l'agressivité de quelques malades et de leur famille. Mais aussi faire face à la peur de souffrir, à la peur de la déchéance, à la peur de la séparation et de la mort qui nous renvoient à nos propres inquiétudes. L'investissement personnel des soignants dans ces services – en particulier des infirmières et aides-soignants – est considérable et n'est pas assez bien reconnu. Leur feuille de paye est identique à celle de collègues qui travaillent dans des services moins exposés à ce type de stress.

Le risque est que les soignants fuient les spécialités réputées difficiles : la chirurgie, l'obstétrique, la pédiatrie, la psychiatrie ou la médecine générale, entre autres. Le coût d'une assurance professionnelle pour un obstétricien est devenu exorbitant (il serait en moyenne de trente mille euros par an !) : il devrait rendre des comptes pour chaque malformation, même minime, d'un bébé qui n'aurait pas été détectée par l'échographie, l'obligation de résultat proprement délirante. Dans notre société de loisirs et du travail choisi en fonction du rapport bénéfice/investissement, la médecine représente un défi difficile. On rappelle que pour une garde de nuit aux urgences, un interne gagne moins qu'une femme de ménage (début 2008, huit euros et vingt-trois centimes de l'heure, précisément). Les médecins seniors ont un rôle majeur à jouer pour convaincre les plus jeunes, en leur transmettant la passion du métier. Cela restera toujours le moyen le plus efficace de faire des émules et d'assurer la pérennité du système de santé, qui devrait être accompagné par des choix politiques pertinents. Et une certaine confiance des patients.

XVIII

Comment se séparer de la maladie ?

« Je crois également que notre caractère prend forme à un âge très précoce, et que, même si les circonstances affectent profondément le cours de notre existence, nous restons fidèles à notre nature profonde : quoi que nous essayions – bilan de compétences, perfectionnements divers, neuroleptiques et thérapies –, nous restons finalement à peu près la même personne. »

J. FERGUS (*La Fille sauvage*).

10 septembre

Ma vie a repris son cours comme avant. Enfin presque. Je me suis donc séparé de cette maladie, de ce compagnon de voyage qui s'est imposé il y a quelques mois. Soulagement, oui. Désarroi parfois aussi. Je quitte une enveloppe protectrice et l'avenir reste incertain. Il y a des jours où j'aimerais avoir quelques années de plus pour regarder tout cela de plus loin dans le rétroviseur.

J'ai du mal à me projeter à plus d'un an, sensation que je n'avais jamais connue.

J'avais sans doute imaginé, au début du traitement, que je me retrouverais comme un homme neuf, après un bon coup d'Ajax sur la vitre. Mais les problèmes de la vraie vie, mis entre parenthèses, ne disparaissent pas par enchantement. Ils vous attendent un peu, c'est tout.

Je commence à mesurer l'impact psychologique profond de mon passage de l'autre côté de la perfusion. Je l'avais sous-estimé. Quand quelqu'un vit un événement majeur et bouleversant – une maladie, un accident, un deuil, un problème grave avec un enfant –, l'entourage a souvent l'impression qu'il ramène tout à cela, par un phénomène d'entonnoir. Je prodigue beaucoup d'efforts pour ne pas revenir sur ma chimiothérapie dans les discussions, car mes proches ont déjà dépassé ce stade : pour eux, je suis tiré d'affaire. Mais je n'y arrive pas toujours. Le malade (même supposé guéri) reste enfermé dans ce carcan tandis que les autres ont avancé. Il en résulte une sensation pénible de décalage.

Bien évidemment, les premières reprises de contact avec des malades atteints de cancer me replongent systématiquement dans ma propre histoire. Opérer un clivage me demande beaucoup d'efforts.

Un mot est dans la bouche de tous ceux qui m'interrogent sur mon état d'esprit : re-la-ti-vi-ser. « Tu dois sûrement *relativiser* après tout ça ? » m'a-t-on répété à l'envi.

Tout est *relatif*, Einstein l'a énoncé bien avant moi. Plus sérieusement, il est vrai que la survenue d'un événement majeur (heureux ou malheureux) dans une vie modifie la dimension apparente des autres, en comparaison. Eh bien, oui ! pour tout dire, je relativise beaucoup de choses ! Seulement voilà : j'avais déjà appris à le faire depuis longtemps, comme tout soignant ayant été témoin de situations médicales très pénibles.

Il ne faut pas nier un « effet secondaire », très appréciable, de la traversée de la maladie : elle peut indubitablement donner une force psychologique supplémentaire. La plupart des autres soucis perdent de leur acuité. Je les banalise. Au risque de développer une certaine indifférence, parfois mal comprise de l'entourage, un détachement excessif vis-à-vis des événements qui émaillent le quotidien d'une vie « normale ». Petit souci de santé chez autrui ? Problème d'argent ? Mauvaise note d'un enfant à l'école ? Carrosserie éraflée ? C'est tellement moins sérieux que ce que je viens de vivre ! Relativiser, c'est bien. Négliger la souffrance d'autrui – même si elle paraît disproportionnée par rapport à l'événement déclenchant –, c'est plus fâcheux.

13 septembre

Première réapparition publique pour parler aux Entretiens de Bichat, qui, comme leur nom ne l'indique pas, ont lieu à l'hôpital de la Pitié-Salpêtrière. Le cheveu encore très ras. Je savoure ce premier topo que j'ai eu le temps de peaufiner. Je retrouve pour l'occasion Yves et Arnaud, les deux chirurgiens de l'hôpital Lariboisière qui vont bientôt venir dans notre fief, à Clichy-la-Garenne. Je m'aperçois qu'Yves a même apporté un diaporama de secours, au cas où j'aurais été en dehors du coup après la dernière cure de chimio... Après la session, nous causons bruyamment au café d'en face, excités comme des collégiens. L'annonce de leur arrivée prochaine mobilise toute notre petite communauté hospitalière. *Small world*, comme dirait David Lodge. Une ou deux bières plus tard, je sors du bistrot enthousiaste et ravi.

J'ai reçu un message d'un chirurgien lyonnais me demandant si je peux honorer une invitation à parler aux journées de l'Association française de chirurgie (AFC) début octobre. Réponse : « Bien sûr ! Mes cheveux repoussent et je serai "présentable". Mon topo est prêt [N.B. : avec un mois d'avance ! C'est rare dans la vraie vie]. Je tâcherai de te donner un texte... » Lui, par retour : « Je suis ravi ! Pari gagné ! Amitiés. Christian. »

Juste après ledit congrès, il m'écrira : « Merci infiniment d'être venu à l'AFC. Ta participation à cette séance était incontournable [NdA : attention aux œdèmes des chevilles...]. Sois certain qu'elle a été appréciée. » C'est peut-être bête et narcissique, mais ces sollicitations m'ont fait très chaud au cœur. Preuve que les gens recommencent à compter sur moi à titre professionnel.

Je commence vraiment à repasser de l'autre côté de la perfusion.

14 septembre

Plus que trois cures, en comptant celle d'aujourd'hui, avant la quille. Mes enfants ont repris le chemin de l'école. La maison est à nouveau silencieuse durant la journée ; seule Ciboulette, la petite lapine toute mignonne de Jeanne, secoue sa cage de temps à autre pour racler quelques grains qui traînent. Toujours l'impression de vivre un peu comme un retraité. Les heures défilent lentement. Les copains du foot sont venus saucissonner le soir après le traditionnel match du lundi. Quel bonheur ! J'avais prévu trois litres de pinard, charcuterie et fromage pour dix. Il manquera de tout, à l'arrivée. Nous évoquons mon retour sur le terrain. Mais ce n'est pas pour tout de suite. Il faudra attendre encore quelques mois, car actuellement je ne tiendrais pas un quart d'heure.

J'augmente mon rythme de travail. Mes collègues sentent que je vais mieux... et me le font savoir ! Ils me demandent de rédiger des articles ou des chapitres de livres. Il est vrai que le fait de disposer de temps et de quiétude chez soi permet de terminer un travail scientifique dans des délais rapides. Mais je veux profiter à fond de cette période de remise en route, relativement protégée des mille tracas de la vie quotidienne habituelle.

La question de mon retour à l'hôpital commence à se poser : Quand ? À quel rythme ? Les mises en garde de l'entourage sont nombreuses, les médecins de l'hôpital Saint-Louis ne tranchent pas pour moi. J'imagine les risques d'une reprise trop rapide. Or il est difficile d'exercer ma profession à mi-temps, à moitié en somme. Il va pourtant falloir s'y résoudre pendant quelque temps...

20 septembre

De fait, ces journées de liberté ont une saveur unique. Se sentir en bonne santé et avoir du temps libre ! C'est un luxe inouï de dormir jusqu'à huit ou neuf heures le matin, de prendre son petit déjeuner avec ses enfants, de réfléchir ou lire, un café à la main, dans le silence. Se poser. Se reposer de la vie trépidante.

Ça y est, j'ai réussi à remonter la côte du bois de Meudon à vélo ! Je passe beaucoup de temps dans les bois à cueillir des mûres. Les noisettes de mon jardin itou, n'en déplaise à Anne Sylvestre. Mes filles s'étonnent de mon acharnement à ramasser toutes celles qui s'offrent à nous, jusqu'à la dernière. Est-ce une envie plus ou moins consciente de profiter au mieux des fruits de la vie ?

Il paraît que Peter Handke se promène dans le bois de Meudon. Il décrit fort bien dans un de ses romans l'atmosphère qui y règne : j'ai donc fait, moi aussi en quelque sorte, *mon année* (disons mon semestre) *dans la baie de personne*...

Mes cheveux repoussent très doucement. Mes filles, après m'avoir appelé « Papa-crâne d'œuf » tout l'été, ont décidé de m'affubler d'un nouveau surnom : « Crâne-de-moquette ». Comme on le voit, ces changements corporels les ont bouleversées !

24 septembre

Jour de formation destiné à des médecins généralistes à l'hôpital Bichat. C'est toujours un plaisir de croiser, chaque année à cette époque, la vingtaine de consœurs et confrères qui prennent des heures sur leurs journées surchargées pour rafraîchir leurs connaissances dans le cadre de la formation médicale continue. Je fais le point sur les tumeurs du côlon. Vif débat sur le dépistage par recherche de saignement occulte dans les selles, le fameux test Hemoccult. Les questions fusent : « Pourquoi met-on autant de temps à le lancer en région parisienne ? Que font les pouvoirs publics ? Moi, je le fais déjà pour mes patients, je n'attendrai pas encore cinq ans ! » Je leur explique que les gastro-entérologues, le professeur Jean Faivre de Dijon en tête, bataillent sans relâche depuis des années et se heurtent à l'inconséquence de bien des politiques. Nous parlons aussi du rôle de l'alimentation, des traitements, etc. Ce type d'échange est très stimulant. L'ambiance est différente de celle des cours aux étudiants en médecine : les praticiens ont de l'expérience et ne visent pas une bonne note à l'examen ! Ces professionnels de santé expérimentés prennent plaisir à mettre à jour leurs connaissances et pêchent avec avidité – leur temps est limité et précieux – les informations qui serviront dans leur pratique quotidienne. Ils se plaisent à discuter des problèmes que leur ont posés certains malades.

Quand je compare le contenu des cours d'aujourd'hui à celui d'il y a cinq ou dix ans, je constate une fois encore que les connaissances évoluent à toute allure. Nous disposons de molécules et de stratégies thérapeutiques de plus en plus efficaces, et de traitements qui aident à contrôler les effets secondaires : antalgiques, antivomitifs, facteurs de croissance de la moelle... Il est possible d'opérer un cancer du côlon par cœlioscopie en ne faisant que trois petites incisions sur l'abdomen, d'enlever, dans les cas favorables, les métastases du foie ou celles situées sur le péritoine, de les détruire par le bistouri, par la chaleur d'une sorte d'aiguille à micro-ondes (radiofréquence), par le froid et la chimiothérapie perfusée directement dans l'abdomen. Les chirurgiens éminemment respectables de l'institut Gustave-Roussy de Villejuif ont montré la voie en France. « Des progrès de fo-lie ! » scanderait mon ami chirurgien Jean-Robert de Marseille, avec sa célèbre faconde. C'est peu dire.

26 septembre

Je gère à distance le problème de calcul biliaire d'une amie chinoise – qui parlait notre langue, à son arrivée en France, comme dans un livre de Balzac et en citant Boris Vian au détour des phrases. Je ne suis pas encore opérationnel, mais deux coups de fil à des collègues, et les choses sont réglées – avantage des circuits professionnels pour qui a une certaine ancienneté dans le métier. On peut agir même en dehors de son champ de compétences, grâce au carnet d'adresses qui s'étoffe avec les années.

Aujourd'hui, cette demande m'est apparue très symbolique : c'est la première fois, depuis le mois de mai, qu'on fait à nouveau appel à moi *pour soigner*. Je prends date. J'interprète cela comme un très bon signe.

Depuis quelque temps, j'ai remarqué un nouveau « symptôme » : je me réveille très tôt le matin ou m'endors tard le soir. J'ai fini par comprendre que ce n'étaient pas des signes de dépression mais plutôt d'une énergie nouvelle, car j'ai tant de choses à faire, de projets à réaliser. Envie de vivre. C'est pourquoi ce symptôme, j'ai décidé de l'appeler « insomnies du bonheur ».

28 septembre

Avant-dernière cure de chimiothérapie à l'hôpital Saint-Louis. Franche ambiance de détente. Nous nous autorisons à échanger des blagues grivoises avec *mon* infirmière Christine (le possessif est généralement très utilisé par les malades et je ne déroge pas à cette règle). J'ai moins eu l'occasion de voir le docteur Brice depuis mon bilan de juillet. Normal. Le médecin référent consacre moins de temps aux malades qui vont bien. Certains s'en étonnent ou s'en plaignent. Ils ont tort : c'est généralement bon signe ! Les médecins seniors, dont l'expertise est recherchée, sont souvent trop sollicités. Le malade voudrait les voir souvent et longtemps, c'est matériellement impossible. La maladie déclenche de violentes forces centripètes, égocentriques. Le malade veut tout pour lui.

À l'hôpital Beaujon, mes consultations sont programmées toutes les vingt minutes. C'est suffisant pour commenter les résultats d'un examen ou vérifier qu'un traitement marche bien pour une affection bénigne. Mais allez expliquer en si peu de temps à un patient que vous rencontrez pour la première fois la nature de sa maladie, le projet thérapeutique et les modifications à prévoir pour sa vie de tous les jours, en particulier s'il s'agit d'un cancer ! Et il est important que les accompagnants, membres de la famille ou amis, soient présents si le patient le désire. Il y a donc des questions supplémentaires... Aux rares consultants qui pestent d'avoir attendu pour l'entretien, je fais remarquer, avant de les quitter, que j'ai dépassé pour eux le temps imparti au départ. Il est rare alors qu'ils s'en offusquent quand cela les concerne directement ! On ne va tout de même pas consulter à l'hôpital comme on va à un guichet de la poste.

Pour ma part, je préfère prévenir mes patients qui seront hospitalisés dès la première consultation, que je ne pourrai pas leur consacrer ultérieurement le même temps que celui de notre première rencontre (souvent trois quarts d'heure). Je leur parle du travail en équipe. Mes jeunes collègues régleront les problèmes courants. Il ne faut pas confondre le rôle de médecin *référent* et celui de médecin *traitant* à l'hôpital. Le référent est celui qui est responsable du suivi global du traitement, des annonces, des bilans et des gros soucis, quand il y en a. Mais il ne peut pas – ne doit pas – être là à tout instant au quotidien. Il n'est plus possible de consacrer, comme un interne, quinze à trente minutes tous les jours pour chaque malade d'un service, d'autant que les soins ne sont qu'un des quatre métiers du médecin de CHU (avec l'enseignement, la recherche et la gestion administrative). Le médecin référent ne peut pas gérer tous les problèmes d'organisation et prendre en charge chacune des contrariétés qui émaillent le quotidien de qui reçoit, par exemple, une chimiothérapie. On voudrait, en tant que malade, une relation singulière, mais, à l'hôpital, elle est nécessairement plurielle. La médecine libérale offre une alternative pour les patients qui veulent être pris en charge par un seul praticien. À l'hôpital, les soins sont prodigués par une *équipe* médicale et paramédicale présentant différentes sensibilités, différents caractères. Le malade doit s'habituer à cette idée, et il finira par y trouver une vraie richesse. Plusieurs personnes peuvent apporter, chacune à sa façon, une parcelle d'aide pratique et d'écoute bienveillante.

J'ai pu vérifier, pendant mes séjours à l'hôpital Saint-Louis, l'importance du rôle du personnel soignant « non médical », des infirmières, aides-soignantes, secrétaires... qui sont souvent très proches des patients et connaissent bien leurs besoins et leurs inquiétudes.

Une patiente de notre service, Mme R., avait écrit à notre équipe soignante :

> Lorsque je me trouvais au plus profond du désespoir,
> Vous vous êtes assis à mon chevet avec patience,
> Vous avez pris le temps de m'écouter pleurer,
> Vous avez soulagé ma peine,
> Vous m'avez insufflé l'espoir,
> Vous m'avez accompagnée et m'accompagnez toujours,
> Merci.

En outre, le malade ne doit pas oublier qu'il pourra toujours retrouver l'irremplaçable colloque singulier que constitue la consultation, après la sortie du service ou la fin d'un traitement. Et renouer le fil du dialogue avec l'acteur essentiel de sa prise en charge, le médecin référent.

XIX

La fin du traitement

11 octobre

Je vais à ma dernière cure de chimiothérapie ! J'ai fait un effort d'élégance pour honorer mes soignantes. Bien que cela puisse paraître paradoxal, je sais que la relation intense avec l'équipe qui m'a pris en charge va me manquer pendant quelque temps. En tant que médecin, je sais qu'il ne faut pas trop s'attacher aux malades. En tant que malade, je sais qu'il ne faut pas trop s'attacher aux soignants. Du reste, à l'hôpital Saint-Louis, bien que faisant partie du « milieu » médical, j'ai tenu à vouvoyer celles et ceux qui s'occupaient de moi. Une certaine distance me paraissait souhaitable pour les deux parties. Toutefois, il est vrai que le partage, entre patients et soignants, de moments très intimes, impliquant le corps et l'esprit, ainsi que le chemin parcouru ensemble créent des liens très forts. Une personne âgée qui perd son conjoint après de longues semaines passées auprès de lui dans le service où il était soigné se trouve, du jour au lendemain, privée des liens noués avec ces alliés qu'elle retrouvait quotidiennement au chevet du lit de son malade. Une séparation qui vient en quelque sorte doubler son deuil.

Dans mon service, nous laissons toujours la porte ouverte aux familles ayant perdu un proche. Il n'est pas rare que certains reviennent simplement parler de ces moments forts partagés ensemble, à l'occasion de la demande d'un certificat pour une assurance par exemple. Mais la guérison survenue après une maladie longue ou grave est une autre forme « positive » de rupture relationnelle à ne pas négliger. Les lettres de remerciements sont souvent la prolongation ultime du lien, une forme de conclusion maîtrisée par les patients et leur famille. Il faut apporter le plus grand soin à y répondre. D'ailleurs, je rédige toujours ces missives à la main.

Dans l'hôpital de jour d'hémato-oncologie, c'est aujourd'hui quasiment une ambiance de fin de colonie de vacances. On ne va quand même pas jusqu'à échanger les adresses ! Congratulations. Remerciements. Chocolats et marques d'affection. J'espère n'avoir oublié personne.

Voilà. Je suis libre. Libre et bien vivant.

En sortant de l'hôpital, j'aspire une grande bouffée d'air et regarde le ciel, comme pour le remercier.

Je ne marche pas dans la rue, je vole.

Je trouve que tous les gens ont une tête sympathique dans le métro.

Un rien me donne envie de rire.

13 octobre

Départ pour Toulouse. Je vais pouvoir présider la réunion du Club français du pancréas. C'est un petit événement pour moi. Le pari fait le 18 juin d'être présent ce jour-là – et opérationnel – est tenu. Je ne vais pourtant pas tarder à m'apercevoir que j'ai visé un peu haut, trois jours après la dernière cure de chimiothérapie. Je pique du nez pendant certaines communications orales et j'ai du mal à faire face aux sollicitations. Je suis crevé. Je constate aussi que je dois déjà rattraper du retard dans quelques secteurs, alors qu'il y a à peine six mois que je suis à l'écart du système hospitalier ! Le progrès médical est un train qui roule vraiment vite et ne s'arrête jamais. Dans le domaine de la recherche, quand on a une idée pour un travail, il est probable qu'au même moment quelqu'un d'autre a la même dans un autre coin de la planète. On s'en aperçoit lors d'une recherche bibliographique sur Internet pour préparer un projet, un article ou un congrès. C'est une sorte de perpétuelle course contre la montre pour faire passer le premier son idée ou ses connaissances. Une sorte de jeu, aussi. Plus la concurrence est féroce – ne soyons pas naïfs, quand il s'agit de nouveaux traitements, des investissements colossaux sont en jeu pour les firmes pharmaceutiques –, plus les choses avancent rapidement. Et pour les chercheurs, l'obtention de crédits pour leur service ou leur laboratoire dépend des publications de haut niveau qu'ils produisent. Tant mieux pour les patients. La trithérapie pour les malades atteints du SIDA en est un bel exemple. L'avènement des nouvelles molécules en cancérologie, les thérapies ciblées en particulier, aussi. Mais quand les enjeux sont aussi gigantesques, il y a risque de dérapage ou de fraude scientifique, et de perte d'une certaine liberté des scientifiques vis-à-vis de l'industrie pharmaceutique.

Faire passer un article dans une grande revue internationale, honnêtement, c'est un plaisir qui pourrait presque s'apparenter à celui d'une conquête amoureuse réussie. Publier et communiquer en médecine, c'est soigner à distance, à grande échelle, transmettre des connaissances qui peuvent devenir universelles (et pourtant souvent rapidement obsolètes...). Aspect très gratifiant d'une des grandes satisfactions intellectuelles du métier, qui complète à merveille les soins au lit du malade et les tâches d'enseignement.

30 octobre

Voyage de quelques jours en Sicile avant la reprise du boulot. Tour de l'île en voiture. Paysages magnifiques, température très clémente, gentillesse des habitants, *antipasti* inimitables, incroyable orage essuyé à Forza d'Agro, tout près de l'Etna.

Je me sens en forme, j'ai la « gnaque » comme diraient les sportifs.

À la veille de reprendre le travail, mon principal souci est d'éviter que mon histoire encore toute fraîche ne se télescope dans mon esprit avec celle des malades qui vont me consulter. Le danger du contre-transfert mal maîtrisé. Dans le genre : « Je comprends ce que vous pouvez vivre, j'ai été récemment dedans. » L'annonce. Celle aux proches. Les effets secondaires. Les bilans d'évaluation. Au travail, le regard des autres. Leur malaise. Peut-on utiliser le levier de sa propre expérience de la maladie pour encourager les patients qui vous interpellent avec leurs moments d'angoisse et de découragement ? Et que dire à celles et ceux qui ont su que votre absence était liée à un problème de santé ?

J'aurai une brève mais très utile discussion avec Évelyne, la psychologue de notre service. Elle trouvera les mots justes : la réassurance des patients repose entre autres sur la solidité (fantasmée) de leur médecin et la confiance qu'ils peuvent investir en lui. Une faiblesse apparente – à la suite d'un problème de santé sérieux – peut introduire une incertitude et un doute dans l'esprit des patients, et nourrir l'angoisse de leur propre situation. J'entends encore Mme R. : « Et si mon médecin n'était plus en mesure de me soigner, que deviendrais-je ? » Ou encore Bertrand V. : « J'avoue que j'ai été déstabilisé d'apprendre que mon médecin préféré pouvait, lui aussi, être touché par la maladie. Une exemption de ceux qui œuvrent à notre santé me paraîtrait normale ! Mais tout cela me renvoie à une grande humilité devant les mécanismes du vivant qui peuvent se dérégler chez chacun d'entre nous... »

Un tel sentiment sera déstabilisant pour le patient. Bien sûr, dans d'autres cas, l'image qu'il se fait du médecin sera valorisée et rendue plus humaine par la révélation de l'épreuve que celui-ci a traversée.

Mais la consultation est faite pour parler du malade... pas du médecin !

QUATRIÈME PARTIE

Retour à la vie normale

XX

Remettre la blouse

« Du fait de sa profession, le docteur Weinberg avait un sens aigu de la fragilité de l'existence humaine, du peu qu'il en faut pour rayer nos noms du livre des vivants. »

P. AUSTER (*Brooklyn Follies*).

2 novembre

La commission médicale de l'Assistance publique des hôpitaux de Paris s'est prononcée pour ma reprise à mi-temps pendant trois mois. Elle règle ainsi mes tergiversations sur la manière de renouer avec le travail. Au fond, je dois accepter que je ne suis pas un surhomme et qu'on ne retrouve pas toutes ses capacités en quelques jours, après un traitement lourd. Je m'aperçois que je dois réapprendre à me concentrer sur un travail intellectuel et j'ai du mal au début. Après une rapide réflexion, je décide d'aller à l'hôpital un jour sur deux : lundi, mercredi, vendredi. Des journées pleines. Je me connais, je serais incapable de quitter l'hôpital à quatorze heures pour « convenance personnelle ». Ainsi, de façon subliminale, je délivre le message que je ne suis pas disponible en continu ; pas encore. De toute façon, mes collègues me laissent toute latitude. Nul ne fera le moindre commentaire sur mon emploi du temps à la carte, mes absences, mon exercice en pointillé. Je ressens un respect total du rythme que j'ai choisi pour reprendre le cours des choses. J'ai de la chance. Il existe parfois une ambivalence de celui qui veut être considéré « comme avant ». Qui aimerait que les autres reconnaissent les souffrances endurées mais sans que son image soit dévaluée. Qui désire être protégé encore quelque temps, mais aspire à garder un statut intact et des attributions identiques à celles d'avant la maladie.

Certains autour de moi se soucient des dangers d'une reprise trop brutale. Comme Bénédicte, autre psychologue de l'hôpital, qui m'a adressé cet e-mail chaleureux et subtil, tout à l'image de son auteur :

> Cher Pascal,
>
> J'apprends que tu as confirmé ton retour en gastroentérologie pour ce mois de novembre. Je suis ravie, cela montre que les choses se passent au mieux pour toi. Je sais aussi que c'est une étape à la fois salvatrice mais combien angoissante que de replonger dans le tourbillon du travail. Puisses-tu garder le plus longtemps possible une protection psychologique suffisante pour avancer au rythme qui te convient. L'hôpital est un gouffre d'investissements multiples. En cela, il est passionnant mais en cela il est dangereux et rarement reconnaissant... Évidemment tu sais tout cela, mais un rappel supplémentaire ne fait pas de mal.

L'accueil lors de mon retour à l'hôpital Beaujon a été discret et chaleureux. Peu de mots, mais les regards et les attitudes de celles et ceux que je côtoie depuis des années en disent long. En quelques jours, il me semble oublier – et mes collègues aussi – que j'ai été absent près de six mois. Même si je garde encore quelques traces du combat, si les cheveux sont encore très courts, si les ongles des mains n'ont pas encore repoussé et si la petite boîte plantée sous ma clavicule se rappelle à moi quand mes filles se jettent dans mes bras violemment ou que je joue à la bagarre avec mes garçons.

Aux questions posées sur mon absence prolongée, Sylvie, ma secrétaire, avec la rigueur et la fiabilité qui la caractérisent, n'a pas vendu la mèche, mais certains savent ou ont compris tout seuls. Les bruits se répandent vite. Alors je leur dis un bout de vérité. Oui, j'ai été malade. Oui, cela a été un peu dur. J'ai droit en retour à de petites phrases touchantes. Mais je ne voudrais pas entendre trop longtemps, en fin de consultation : « Et vous, ça va ? » On ne se voit pas demander à un garagiste si sa voiture roule bien ou à un plombier s'il a réglé son problème de fuite chez lui. Je reprends mon rôle de soignant. Je ne veux pas du mélange des genres : à l'hôpital Saint-Louis j'étais le patient, à l'hôpital Beaujon je suis le médecin !

Je trouve dans les dossiers des patients les lettres des collègues qui ont pris le relais pendant mon arrêt. « En l'absence du docteur Hammel, j'ai vu M. X, etc. » Dans aucune d'entre elles il n'était bien sûr fait allusion au fait que je risquais de ne jamais revenir, ou que j'avais posé un diagnostic complètement erroné, ouf ! Je frémis un peu en relisant les observations et lettres que j'avais écrites à mes correspondants au début du mois de mai, alors que je ne savais pas encore que mes ganglions poussaient silencieusement.

25 novembre

Le scanner de contrôle est normal, mis à part un ganglion cicatriciel, coque vide comme un dernier vestige de la maladie disparue. Consultation avec le docteur Brice. Tout va bien. Je peux arrêter le Bactrim, car le risque d'infection opportuniste s'est éloigné. C'en est donc tout à fait fini des traitements médicaux, six mois – jour pour jour – après la première cure de chimiothérapie. La surveillance se poursuit tous les six mois.

Je file voir les filles de l'hôpital de jour. Rires complices. Quelques nausées réflexes en retrouvant les odeurs et les sonneries des seringues électriques. Elles font mine d'être offusquées. D'autres patients ont pris ma place. La roue tourne. J'ai envie de les encourager très fort.

J'informe mes proches de cette bonne nouvelle, même si celle-ci était attendue.

J'apprendrai plus tard que ma mère n'a retrouvé un sommeil normal que ce soir-là.

Je reprends mes visites et mes cours à la faculté. Je retrouve les étudiants. « Je tenais à vous remercier pour votre courte mais généreuse présence, qui nous a beaucoup appris et touchés. Nous nous imprégnons du savoir de nos maîtres, mais aussi de leur relationnel. Bref, merci pour tout. Je vous souhaite de bonnes fêtes de fin d'année. Bon courage. Et surtout bonne santé. Anne. »

Les sollicitations vont *crescendo*, comme je pouvais m'y attendre.

J'ai rapporté à la pharmacie de mon hôpital la caisse contenant tous les médicaments non utilisés que j'avais dans ma cave. Je n'ai rien gardé. Du passé médicamenteux, faisons table rase !

31 décembre 2004

Une fin d'année particulière. Plaisir du réveillon assombri par les ravages du tsunami asiatique. Petit mot affectueux glissé sous l'oreiller du lit de mes parents dans l'après-midi, qu'ils découvriront en se couchant, début 2005. Vous m'avez beaucoup donné, depuis le début de ma vie et particulièrement au cours des mois passés. Je vous aime si fort.

XXI

Reprendre le foot

14 janvier 2005

Jour du retrait du port-a-cath. *Ciao* la petite boîte qui m'a accompagné pendant les sept derniers mois ! La petite bosse qui rappelle le cancer mais rassure en même temps. *Exit* le cathéter qu'on palpait à la base du cou. Même protocole que pour la pose du matériel. Du déjà-vu : en chambre seule, à poil sous la blouse en tissé bleu ciel. Allongé sur un brancard en direction du bloc, les plafonds qui défilent, un chauffeur antillais plein d'humour. « Ah bon ! vous êtes du milieu médical ? Ça alors... Ah, oui ! le PSG démarre mal cette année. »

Attente dans l'antichambre du bloc. Cette fois, sur le brancard en face, un enfant âgé de cinq ou six ans qui patiente pour la pose d'une chambre implantable.

Cette vision me met mal à l'aise.

Oscar et la Dame rose, d'Éric-Emmanuel Schmitt...

Nous restons de longues minutes côte à côte et nous nous sourions, comme deux voyageurs complices d'un même bateau.

À ceci près que j'ai quarante ans de plus et que, moi, je termine le traitement alors que lui va le commencer.

Son père lui tient la main, lui parle gentiment. J'ai le cœur serré.

« Tiens bon, petit gars, tu vas t'en sortir », ai-je voulu lui transmettre par la pensée.

Retour sous le scialytique. Causette avec l'anesthésiste. Plaisanteries. « Ah bon ! vous connaissez Jacques Bernuau à Beaujon (un pape des maladies graves du foie) ? Génial, ce type ! » Et moi d'acquiescer énergiquement en riant. L'intervention est plus rapide cette fois que la précédente. C'est curieux, je suis sensiblement plus détendu... Il faut que la colle qui ferme la cicatrice tienne.

Car je vais partir loin, dans quarante-huit heures, pour communiquer à un séminaire de cancérologie. Le sujet de l'exposé qui m'a été attribué sort de l'aspect technique des méthodes diagnostiques ou des traitements. Il s'agit de la manière d'annoncer une maladie grave. Cet aspect tellement important de la prise en charge a d'ailleurs fait l'objet de recommandations de l'INCa (Institut national du cancer). Je m'appliquerai tout particulièrement pour ces diapos. Martine Ruszniewski, psychologue renommée dans le domaine, parlera en duo avec moi. La présentation sera un moment de partage très intense et empli d'émotion. Cela se conçoit.

23 mars

Soirée très importante, à marquer d'une pierre blanche. J'ai remis les chaussures de foot pour la première fois depuis près d'un an. Bruit des crampons sur le carrelage du vestiaire. Bien s'hydrater. S'échauffer, s'étirer sur le stade. Passé la trentaine, la carcasse ne réagit plus au quart de tour. Odeur de la terre mouillée, la nuit qui tombe. Indicible émotion. Pas besoin de performance, ce grand soir, d'essayer de marquer un but ou autre exploit d'amateur. Courir, toucher le ballon, appartenir à une équipe, avoir le droit d'être là. C'est amplement suffisant, ce soir. Se chambrer sous la douche. Juste la petite cicatrice violacée sous la clavicule, qui me rappelle d'où je viens. Nous fêtons mon retour dans les rires à la brasserie *Le Suffren*, haut lieu des troisièmes mi-temps de notre équipe de la Comémo, à quelques encablures des lumières scintillantes de la tour Eiffel qui marquent nuitamment l'heure. Ils m'ont manqué, mes potes du foot. Eux aussi m'ont aidé à reprendre le cours de la vraie vie : sur le terrain, pas de cadeau, ancien joueur de l'équipe de chimio ou pas. On dribble, déborde et s'engueule quand une passe est ratée. On crie au hors-jeu même en étant à cinquante mètres de l'action. La vie, quoi.

27 mars

Je suis tombé sur le dernier numéro du *New England Journal of Medicine*, la revue prestigieuse, notre Everest des publications, dans laquelle notre équipe a publié un papier il y a trois ans. Nous n'étions pas peu fiers ! Cette fois, Félix Reyes, avec Pauline Brice entre autres, qui y signent un article sur

« le traitement du lymphome non hodgkinien de type B agressif localisé de l'adulte jeune (moins de 60 ans) ». Mais c'est tout moi, ça ! J'y apprends que l'âge moyen des patients est très exactement le mien, et j'obtiens la confirmation que les chances de survie à cinq ans sont élevées. Ce papier a donc une vraie valeur affective. Il faut dire que j'ai travaillé avec Félix Reyes, professeur d'hématologie et excellent musicien, batteur de son état, alors qu'il était doyen de la faculté Henri-Mondor de Créteil. En effet, je m'étais un peu spécialisé, à l'époque – j'étais chef de clinique dans le service d'hépato-gastroentérologie de cet hôpital –, dans la prise en charge des malades atteints de lymphome gastrique et j'avais publié un de mes premiers papiers en cancérologie sur le sujet dans la revue *Journal of Clinical Oncology* avec eux.

Je prends alors ma plume pour écrire une lettre du genre : « Cher Félix, sans doute m'avez-vous un peu oublié, mais j'ai lu avec un grand plaisir votre article... Et en plus, j'ai pu tester le traitement en question... et vérifier qu'il marchait. Amical souvenir à Corinne et Marine, etc. »

Quelques jours plus tard, j'ai une réponse : « Cher Pascal, je me souviens très bien de toi. Qu'est-ce que tu crois ? Merci de ta lettre amicale et chaleureuse. Merci aussi de ce que tu dis de l'ACVBP [le traitement en question], de Pauline Brice et du GELA [Groupe d'étude des lymphomes de l'adulte] et de toi. J'ai été content d'avoir de tes nouvelles. Bien amicalement à toi. Félix Reyes. »

Notre dernière rencontre aura lieu lors du congrès de l'ASCO 2006 à Atlanta. Nous avions pris rendez-vous pour jouer ensemble du jazz à l'automne de la même année. Mais nous n'en aurons pas la possibilité, car il est parti, sans crier gare, une nuit d'été, jouer des percussions dans les étoiles.

XXII

De la pérennité du système de soins en France

« Jurons de ne jamais être satisfaits, de toujours vouloir mieux. Dans la taille du silex, progressant du paléolithique au néolithique. »

R. LEWIS (*Pourquoi j'ai mangé mon père*).

15 septembre

Je regarde avec amusement le cortège des étudiants en première et deuxième année de médecine qui traversent la faculté Xavier-Bichat. Un accoutrement assez uniforme, des petits groupes qui refont le monde autour d'un café.

Le nombre de places au concours de première année de médecine (PCEM1) a récemment été revu à la hausse. Il était temps. Il faudra attendre une dizaine d'années pour en ressentir les effets bénéfiques dans les hôpitaux – davantage d'internes et d'assistants – et en médecine libérale. Il est franchement désolant que le passage par des instituts privés onéreux augmente les chances de passer la barre du concours et aussi que les littéraires en soient exclus. Encore une sélection par le fric, en somme. En attendant, la machine hospitalière française tourne avec plus de 7 000 médecins étrangers, de niveau inégal, avec des jeunes appelés « faisant fonction d'internes » ou « assistants spécialistes en formation ». Ils complètent les effectifs médicaux insuffisants de nos services. L'abolition d'une certaine forme d'esclavage n'est pas tout à fait une réalité. Nos collègues ne sont pas considérés pour leur vraie valeur, et sont moins bien payés que les médecins français, un comble ! Ils font la plupart des gardes les jours fériés dans les services des hôpitaux généraux dont bon nombre fermeraient sans eux. Ils doivent faire face aux tracas administratifs (nombreux), trouver à se loger (et à Paris...) et affronter un choc culturel violent : le jeune interne étranger, souvent issu d'un pays moins avancé que le nôtre, peut se sentir dévalorisé brutalement, car la médecine « occidentale » est (encore) riche et s'entoure de techniques qu'il ne maîtrise pas toujours à son arrivée. Lui qui, jusque-là, fondait son diagnostic principalement sur l'examen attentif d'un malade doit demander des examens complémentaires sophistiqués, lesquels tendent à se substituer à l'examen clinique et rassurent les jeunes médecins manquant de confiance ou voulant se protéger. Il doit faire face à un fonctionnement relationnel avec le personnel soignant très différent de celui de son pays d'origine. Mai 1968 est passé par là, cela fonctionne davantage dans le consensus en France, et un peu moins selon l'autorité hiérarchique. Je me souviens d'un interne algérien qui était très choqué qu'une infirmière lui tienne tête à propos de ses prescriptions, inadaptées au demeurant. Elle le mettait – bien involontairement – en face de ses insuffisances médicales du moment. Elle affirmait des relations hommes/femmes et médecins/infirmières très différentes de celles de son pays d'origine. Et tel autre médecin africain qui s'avouait surpris des soins méticuleux administrés aux patients ayant un cancer incurable, des traitements coûteux visant à contrôler autant que faire se peut la maladie, de l'accompagnement des équipes mobiles de soins palliatifs et de la palette maintenant bien fournie des antalgiques morphiniques. Inimaginable dans son pays. Le jour de l'annonce de mon lymphome, un de mes internes, maghrébin, était venu dans mon bureau et n'avait pas pu retenir ses larmes. Je compris son émotion par la suite : l'affection dont j'étais atteint, et qu'on allait traiter avec comme objectif raisonnable de me guérir, équivalait, dans la ville dans laquelle il avait exercé, à une condamnation à mort probable. Pas de produits de chimiothérapie coûteux, encore moins d'anticorps monoclonaux et de facteurs de croissance pour la moelle, ni autres moyens hospitaliers dont j'ai bénéficié, et ce à deux heures d'avion de Paris.

Enfin, il ne faut pas perdre de vue que ces médecins retourneront un jour dans leur hôpital et n'y disposerons plus des mêmes moyens pour soigner les patients atteints des mêmes maladies qu'ils ont gérées dans nos services. Comment vivront-ils tant d'inégalité, d'impuissance et de frustration médicale ? Il faut en parler avec eux avant leur départ pour les préparer à ce contre-choc du retour. Les encourager à faire avec les moyens qu'ils auront, les conforter dans les progrès personnels accomplis qu'ils mettront au service de leurs malades, et les inciter à participer autant que faire se peut aux décisions politiques qui pourront faire avancer, pas à pas, le système de soins de leur pays. J'entends encore le chirurgien Jacques Belghiti lors d'un pot de départ de jeunes chirurgiens étrangers : « Soyez fiers de votre pays, soyez fiers de votre médecine, arrêtez les complexes [il les engueulait presque !]. Mettez toujours très haut la barre de la qualité. Instruisez-vous en permanence. La rigueur, les progrès personnels déboucheront toujours sur de meilleurs soins, quels que soient les moyens dont vous disposerez. » J'ai revu récemment, à Rome, Giuseppe, un chirurgien italien formé plusieurs années à l'hôpital Beaujon et à l'hôpital Lariboisière, à qui étaient destinées certaines de ces paroles. Il est très fier, huit ans plus tard, d'avoir réalisé plus de cent cinquante transplantations du foie dans son service, et il garde un souvenir ému de son passage au contact de ces grandes personnalités de la chirurgie française.

Il va bien falloir que notre système s'améliore pour mieux accueillir ces médecins issus de contrées diverses : les aider à se loger – les conseils municipaux qui réclament à cor et à cri le maintien de leur hôpital de secteur devraient se démener –, à se former et à affronter les différences culturelles par rapport à leurs pays d'origine, et les payer décemment. Simple question de respect. Même si la plupart d'entre eux n'exerceront pas de façon durable en France. C'est notre devoir de les former comme nos compatriotes. Après tout, ils soigneront des femmes et des hommes comme nous, quelle que soit la couleur de leur peau. C'est une forme de solidarité médicale planétaire qui me convient bien.

Nous pouvons, en France, nous estimer heureux et fiers de notre système de soins et de ses acteurs. Sans perdre de vue les déficits abyssaux reportés sur les générations futures, la pénurie médicale dont l'acmé est prévue en 2019, la désertification médicale de certaines régions par l'attraction vers celles qui sont les plus ensoleillées et les plus riches, il faut garder un peu d'optimisme : les patients atteints de maladie sérieuse sont (encore) très bien pris en charge dans notre pays, et les soignants globalement bien formés, consciencieux et dévoués. Qu'on corrige les erreurs, qu'on renforce les contrôles et la rigueur pour la sécurité de tous, oui, certainement. Mais qu'on descende en flammes tel système de soins, tel hôpital, ou tel service parce qu'un matin le café servi était un peu froid, que le scanner était en panne ou qu'un soignant était mal luné, non ! Tous et toutes, un jour ou l'autre, nous avons besoin dudit système de soins. Chacun doit balayer devant sa porte, diminuer les soins inutiles, le nomadisme médical et le consumérisme injustifié. J'ai refusé récemment de signer un bon de transport en véhicule sanitaire léger à une patiente qui venait d'une ville située à trois cents kilomètres pour une visite de contrôle après bilan d'une affection bénigne. Elle menait une existence professionnelle et familiale complètement normale, mais prétextait que sa prise en charge à 100 % était encore valable. Elle pouvait prendre le train, qui lui aurait été remboursé. Même chose pour des patients ayant demandé ce type de transport par peur de se perdre dans Paris (*sic*) ! Il est question de 13 millions d'euros de dépenses injustifiées chaque année pour ce seul poste du système. Et que dire des arrêts de travail injustifiés ? Le changement fréquent de médecin, appelé nomadisme, le non-respect de la prescription d'un traitement coûteux pour une maladie chronique sont des exemples parmi d'autres. La maladie ne donne pas tous les droits, *a fortiori* lorsqu'elle est guérie ! Il faut se battre sans relâche contre les multiples formes d'« incivilité médicale » qui finiront par tuer le système de soins fondé sur une certaine forme de solidarité, la Sécurité sociale. Chacun pour soi et Esculape pour tous.

XXIII

Ce que la maladie change en nous

Je m'amuse à observer le regard des gens qui me croisent pour la première fois depuis mon retour. Presque toujours, ils font inconsciemment un aller et retour vertical du regard et me toisent ainsi subrepticement de la tête au pied. « Non, il n'y a pas de modification physique extérieure évidente. Il est entier. » Mon poids est quasiment revenu à son niveau antérieur – à un kilo près –, mais j'entendrai souvent dire que je suis plus mince. *Let it be...*

L'cffet ardoise magique joue encore. Je me retourne et n'observe maintenant presque que les aspects positifs de ce que j'appellerai une aventure personnelle. Un peu comme si, au cours de la descente d'une rivière mouvementée en kayak, je m'étais arrêté en plein courant, pour regarder le chemin parcouru et imaginer celui à parcourir.

Le « bien portant » admire celui qui se bat contre l'adversité, contre la maladie vécue comme une malédiction. J'en veux pour preuve, par exemple, les annonces de décès dans le « Carnet du jour » du *Monde*, journal que j'ai eu le temps de lire jusqu'au nom du gérant ces derniers mois : « Il/elle est décédé(e) des suites d'une maladie *injuste.* » Ce qui sous-entendrait, au passage, qu'il y a des maladies *justes* ! Ou encore : « Après une *lutte courageuse* contre la maladie... » Certains, il est vrai, assument en silence les choses, protègent les proches et paraissent psychologiquement particulièrement solides. Ils semblent mériter cet hommage posthume. Mais, par définition, chacun lutte avec ses armes. Certains avec leurs larmes. Selon moi, *tout* malade porte en lui un certain courage, qu'il gémisse, hurle, ne dise rien et serre les dents, ou harcèle les soignants avec ses questions chargées d'inquiétude. Et même s'il abandonne la lutte. Car quel bien portant peut affirmer qu'il se verrait facilement affronter une épreuve identique ?

Un jour, en consultation, alors que je saluais le courage de ma patiente, Mme L., qui avait subi de lourdes interventions chirurgicales pour traiter une tumeur endocrine métastatique, elle me lança tout à trac : « Mais je suis comme tout le monde, docteur, je veux simplement *sauver ma peau* ! Ce n'est pas du courage, c'est de l'instinct de survie ! » Certains abandonnent en toute lucidité, préférant renoncer aux traitements conventionnels proposés et semblent accepter l'idée d'une mort prochaine. Autre forme de courage. Qui dérange parfois, qui peut mettre mal à l'aise certains soignants, car cette attitude va un peu contre le sens du combat que livrent la plupart d'entre eux dans leur exercice professionnel. Mme W. a, dans un geste supposé involontaire, envoyé valser le pied métallique qui portait les poches de perfusions de sa chimiothérapie et de nutrition, qui ont littéralement explosé en touchant le sol, dans un fracas symbolique. Elle ne supportait plus les effets secondaires de ces produits et savait pertinemment qu'il n'y avait pas d'espoir de guérison au bout du traitement. « Plus jamais ça ! » semblait-elle dire. Par la suite, elle a été prise en charge, de façon remarquable, par l'équipe de soins palliatifs de l'institut Curie à Paris. Elle a vécu encore sept mois sans chimiothérapie – défiant la statistique de la faculté – dans des conditions plus confortables physiquement et psychologiquement.

Cette histoire appelle un commentaire : une bonne pratique en cancérologie est de savoir arrêter les traitements agressifs quand aucune amélioration de l'évolution tumorale n'est (scientifiquement) prévisible. Cela est souvent très délicat, pour les malades et leur famille, et pour les médecins qui ont – plus ou moins consciemment – l'inconfortable sentiment de signer un arrêt de mort. Pourtant, la loi Léonetti du 22 avril 2005 donne une reconnaissance juridique à la période de fin de vie. Elle définit l'*obstination déraisonnable* de la façon suivante : « Quand les soins sont devenus inutiles, disproportionnés ou n'ayant d'autre effet que le seul maintien artificiel de la vie, ils peuvent être suspendus ou ne pas être entrepris. » Cependant, cette difficulté à mettre un terme à la chimiothérapie devrait s'amplifier dans les années à venir. En effet, le refus collectif de la mort sera sans doute d'autant plus prononcé dans notre société que le nombre de traitements disponibles augmentera. Alors, la tentation sera forte d'administrer à domicile un médicament aisément maniable, par exemple une chimiothérapie en cachets, même en dehors des recommandations validées de prescription selon l'autorisation de mise sur le marché (la fameuse AMM).

Avec un risque inéluctable de fuite en avant, puisqu'on trouvera toujours une molécule disponible ayant autant pour fonction de calmer l'angoisse des malades, des familles et des soignants que de tenter de contrôler encore un peu la maladie. Il y a pourtant des exemples de survie prolongée chez des patientes atteintes de cancer du sein à un stade très évolué et qui recevaient, un peu en désespoir de cause, de la capécitabine (Xeloda) par voie orale, alors que les autres chimiothérapies n'avaient plus d'efficacité. Mais, pour quelques histoires positives de ce type, combien d'échecs et de toxicité médicamenteuse infligés aux malades, et quel surcoût pour la société ?

Ce comportement de fuite en avant peut retarder l'*acceptation*, par tous les acteurs, de la réalité des choses. Avec le risque de reculer l'instauration d'un traitement palliatif (dit « de confort » ; *best supportive care,* pour les Anglo-Saxons), qui constitue un encadrement thérapeutique crucial – celui de la fin de vie – auquel le plus grand soin doit être apporté.

D'où l'importance de ces réunions dites d'unités de concertation pluridisciplinaire (ou UCP), au cours desquelles différents spécialistes discutent du traitement des patients, afin que les décisions ne reposent pas sur un seul individu, et que la composante « affective » de la situation soit contrebalancée par une certaine objectivité scientifique. Et le chemin est encore long pour que les recommandations des sociétés savantes soient appliquées dans les faits. Plusieurs années après la conférence de consensus française sur le traitement des cancers du côlon qui s'est tenue en 1998, une enquête nationale montrait que près d'un tiers des patients opérés pour une tumeur évoluée (avec des ganglions envahis) ne recevaient toujours pas de chimiothérapie adjuvante dans les suites de l'intervention, alors qu'on sait, depuis 1990, que ce traitement réduit considérablement le risque de récidive à distance et de décès par ce cancer !

Il faudrait aussi que le plus grand nombre de patients soient traités dans des essais thérapeutiques – pour tester des stratégies originales ou de nouveaux médicaments – soigneusement rédigés par des experts, validés par un comité de protection des personnes se prêtant à une recherche biomédicale, après une information claire et loyale des intéressés et leur acceptation, en toute connaissance de cause. Sinon, comment faire progresser la médecine ?

XXIV

Récidive ?

1er mai 2005

Un an. Déjà. Lors de cette nouvelle fête familiale, je repense intensément à ces jours de mai 2004 qui ont précédé la découverte de mon lymphome. J'ai beau dire que l'essentiel des souffrances s'est effacé de ma mémoire, il y aura toujours un *avant* et un *après*. Mon scanner de contrôle aura lieu dans quelques jours. Petit pincement. J'ai même eu mal au ventre, ces derniers jours. Il va falloir apprendre à vivre avec cette tendance acquise à une lecture plus anxieuse des signaux banals du corps. C'est un fait courant en médecine, une source de consultations répétées. Aucune petite douleur, aucun épisode de fatigue ou de fièvre banal en d'autres circonstances n'est plus vécu de façon neutre, il replonge celui qui a été malade dans une brève incertitude troublante : et si c'était un signe de récidive de ma maladie ? C'est la fin d'une certaine insouciance du corps qui vit sans qu'on y pense. J'en ai fait l'expérience il y a quelques semaines. Un dimanche apparaissent de nouvelles douleurs abdominales. Inquiétude un peu obsédante. J'appelle le service de radiologie de l'hôpital Beaujon en milieu d'après-midi. Ma collègue Magaly accepte de me faire une échographie pendant un des rares moments calmes de sa garde. Je m'allonge sur la table. Le gel froid. Le silence que je connais bien. La concentration de l'examinateur. En direct, toujours sans filet, avec mon regard fixé sur l'écran de l'échographe. Elle trouve un ganglion de taille anormale et s'ensuit la phrase qui laisse planer un doute : « Il y a juste *ça* qui me gêne... » Je file, quatre étages plus haut, dans mon bureau chercher le dernier scanner fait trois mois auparavant. En prenant l'ascenseur, il en défile des choses dans ma tête, sur la rechute, la greffe de moelle... Nous nous penchons attentivement, Magaly et moi, sur les images. Ouf ! cette boule était déjà là sur l'examen précédent, reliquat ganglionnaire déshabité des cellules tumorales.

Fausse alerte.

J'étais à la fois soulagé et confus d'avoir alarmé ma collègue.

Dans ma situation – mise en rémission complète d'un lymphome pas trop évolué –, la rechute à distance n'est pas la règle, mais le risque n'est jamais nul, ce qui justifie des examens à intervalles réguliers, pendant plusieurs années. C'est le lot de tous les patients traités et même supposés guéris pour un cancer.

Dans nos codages des séjours hospitaliers, pour les bilans effectués à nos patients traités pour une tumeur, il y a deux propositions :

– bilan de surveillance d'un cancer *supposé guéri* ;

– bilan de surveillance d'un cancer *supposé non guéri*.

Malgré la précaution du terme « supposé », je préfère cocher la première proposition.

Pour les autres comme pour moi.

Chaque examen au cours du suivi place le patient, quelques brefs instants, dans un sentiment inconfortable de risque et d'incertitude. Par exemple, le dosage d'un marqueur sanguin d'une tumeur peut se révéler très anxiogène. Le patient n'apprécie pas toujours à sa juste valeur l'importance de ses fluctuations, et il repart du laboratoire avec en main le papier portant l'inquiétant résultat – un chiffre situé hors des normes, souvent en gras ou affublé d'un petit astérisque alarmant ; il devra attendre plusieurs jours parfois pour que celui-ci soit commenté par son médecin.

Il suffit, pour se convaincre de l'impact psychologique d'un dosage sanguin ou d'un scanner chez un patient, de lire le soulagement immédiat sur son visage quand on lui annonce que le résultat est satisfaisant. Ou la bouffée d'inquiétude lorsqu'il ne l'est pas. Eh bien, qu'on se le dise, les médecins n'échappent pas à cette trouille ! Je peux en témoigner.

La plupart des malades traités pour un cancer doivent vivre avec l'idée qu'il faut attendre, attendre encore pour statuer sur une guérison définitive.

Dans une interview à un grand quotidien, le dirigeant d'un laboratoire pharmaceutique lançait que les cancers ne sont « jamais vraiment guéris » et qu'on maintient simplement les patients en rémission plus ou moins prolongée. Cette assertion est bien sûr fausse dans la mesure où plusieurs tumeurs de bon pronostic peuvent être définitivement guéries avec un traitement précoce et adapté (exemple : cancer superficiel du col utérin, polype colique dégénéré en surface, cancer basocellulaire de la peau, etc.).

Mais, dans de nombreuses circonstances, il est difficile de répondre à la question : à quel moment considérer qu'un cancer est *définitivement* guéri ? Dans certains cas, « ça passe ou ça casse » rapidement. Plus la tumeur est agressive, plus rapidement le malade est fixé, en quelque sorte. Pour d'autres cancers, du sein ou du rein par exemple, des récidives peuvent survenir des années, voire des dizaines d'années plus tard. Sujet de découragement ? Pas nécessairement ! D'abord, de telles périodes de rémission permettent de mener très longtemps une vie normale. Ensuite, elles traduisent un génie évolutif très lent de la tumeur, avec comme corollaire un pronostic souvent bon. Enfin et surtout, les progrès rapides de la médecine pendant la période de rémission laissent espérer la disponibilité de nouveaux traitements efficaces au moment de la récidive. J'en donnerai pour exemple, entre autres, l'arrivée des thérapies ciblées, aux noms de héros de *La Guerre des étoiles* cette fois – Glivec, Erbitux, Avastin, Sutent, Vectibix, Nexavar et consorts – qui vont envahir nos pharmacies et nos discours sur les traitements des cancers. Petites merveilles du génie humain : au lieu de tester une batterie de produits candidats « cytotoxiques » sur des cellules cancéreuses en culture, puis chez l'animal et enfin chez l'homme, et d'essayer de comprendre ensuite comment cela marche sur le plan moléculaire, la mise au point de ces traitements suit, en quelque sorte, la démarche inverse : on repère une anomalie moléculaire de la cellule cancéreuse (par exemple, un signal de croissance qui, comme un interrupteur coincé en position ouverte, conduit à l'emballement de la division cellulaire) et on bloque ensuite, de manière très sélective, un maillon de cette chaîne : récepteur d'un facteur de croissance, enzyme favorisant la transmission d'un ordre de division de la cellule... Nous sommes vraiment entrés de plain-pied dans le troisième millénaire de la médecine, comme dans une version actualisée d'un vieux chef-d'œuvre de Stanley Kubrick.

Cependant, il faut apprendre à gérer de nouveaux effets secondaires induits par certaines molécules, tels que des éruptions cutanées parfois intenses rappelant l'acné juvénile, signe extérieur de la maladie douloureusement affiché sur le visage.

Beaucoup de gens qui parlent avec des malades ayant fini leur traitement positivent les choses : « Ça y est, l'histoire est derrière... Tu es guéri ! » D'autres sont de nature plus pessimiste. Ainsi ai-je croisé une ancienne amie de collège qui avait appris ce qui m'était arrivé. Elle n'exerce pas dans un domaine médical. Cela a donné le dialogue suivant : « Alors, tu vas bien, maintenant ? – Oui, je pense que c'est bon, je devrais être tiré d'affaire. – Oh ! ne dis pas ça ! Il faut parler de *rémission*. La guérison, c'est jamais sûr avant au moins trois ans [*sic*]. »

J'expérimente le fait qu'il faut garder les nerfs solides, même quand la maladie est derrière et que quelqu'un vous balance ce type d'affirmation tirée d'on ne sait quelle source. Mais, une fois encore, j'estime qu'une telle remarque, que j'ai vécue comme très indélicate sur le moment, est le fruit d'un mélange des rôles du malade et du médecin.

Confusion des sentiments, pour paraphraser Stefan Zweig.

L'inconscient des gaffeurs s'adressait manifestement plus à l'intellect du *médecin* qu'ils avaient en face d'eux qu'au *malade* troublé qu'il était transitoirement devenu. Il faut savoir pardonner, certes. Mais aussi et surtout expliquer tranquillement, pour éviter qu'ils ne réitèrent leurs remarques maladroites avec d'autres malades.

C'est un des buts que je me suis assigné – sans immodestie – à travers ce livre : éveiller une conscience critique pour réfléchir à la façon de communiquer au mieux avec les malades. Même s'il n'existe pas de recette toute faite.

Bon sens, empathie et retenue. Ce serait déjà beaucoup.

Au fond, s'il est possible de guérir d'un cancer ou d'une autre maladie sérieuse, on n'en sort jamais complètement indemne. La vie d'*après* n'est pas la reprise à l'identique de celle d'*avant*, comme après une grosse parenthèse. J'ai eu, moi, la chance que la guérison physique soit survenue sans séquelles corporelles visibles ou invalidantes, tout juste une petite cicatrice sous la clavicule. Il en va très différemment après une opération mutilante laissant sur la peau une trace indélébile. Le bouleversement du schéma corporel d'une femme amputée d'un sein ou affublée d'une grande cicatrice sur le ventre ; la modification de l'aspect du visage ou de la voix des sujets atteints de cancer ORL, le retentissement social d'une stomie (anus artificiel) après ablation du rectum ; les modifications sexuelles après traitement d'un cancer de la prostate... L'entourage et le corps médical tendent souvent à gommer cet aspect des choses : ils ne voient que la guérison – ça les arrange – et minimisent les séquelles. Les changements psychologiques qu'entraîne l'obligation pour le patient d'assumer un corps différent dans son propre regard et celui de l'autre sont passés sous silence. Près d'une femme sur deux se sépare de son conjoint dans les années qui suivent la survenue d'un cancer du sein ; certaines se trouvent en difficulté pour exercer un métier nécessitant de travailler les bras en l'air – les coiffeuses par exemple.

Si le chemin vers la guérison physique m'a paru finalement assez court, la cicatrisation psychique est plus lente, c'est une évidence. Le fait d'être au contact de patients atteints de cancer joue un rôle, bien sûr. Pas un jour sans penser à cet événement encore récent certes, quand j'écris ces lignes. Comment, d'une microscopique cassure d'ADN dans une cellule, d'un changement infime du code génétique, résulte un grand chambardement dans une vie.

« L'expérience de la maladie grave constitue un point de non-retour en bouleversant, irréversiblement, la vie du sujet qui s'en est trouvé atteint », dit fort justement la psychologue Anne Masson. Les thématiques de la finitude de la vie, de la temporalité et de la mort font brutalement irruption dans l'espace de la conscience. Même si le médecin y est confronté tous les jours dans l'exercice de sa profession, lorsqu'il passe de l'autre côté de la barrière, de la perfusion, dirais-je encore, il en est assailli.

J'ai eu, après la fin du traitement, des moments de doute, de brefs instants de désespoir même. Car quand des soucis de la vie, quels qu'ils soient, surviennent après ce type de maladie, ils peuvent vous renvoyer profondément en arrière. Et cela peut générer des accès violents et sombres, brefs mais fulgurants, au cours desquels on en arrive à se demander pourquoi on s'est battu de la sorte, et si cela en valait la peine. Le danger de l'*aquoibonisme* cher à Serge Gainsbourg.

C'est très difficile à imaginer par l'entourage : « Il [elle] va bien. Il doit nager dans le bonheur d'être tiré d'affaire. » L'équation n'est pas toujours aussi simple. Cette incompréhension ambiante accroît l'isolement du rescapé.

La période de guérison est ainsi un long moment de solitude, de situation instable, entre le statut de malade participant passivement à un protocole de traitement, tout à sa dépendance de l'autre, et la liberté procurée par une santé physique recouvrée. Avec l'impression de nager à contre-courant. Après le deuil que constitue le sentiment d'une perte (définitive) de l'invulnérabilité et (transitoire) de la santé au moment du diagnostic de la maladie, il faut faire le chemin inverse vers la reprise de l'autonomie en ayant récupéré une santé « normale », avec quelques nuances d'incertitude.

Mais il faut évidemment insister sur les aspects positifs qui découlent de tels combats. Freud a dit que la traversée et le dépassement des traumatismes, la sidération initiale au moment de l'annonce, les souffrances corporelles, intellectuelles et affectives peuvent aboutir à un « élargissement du moi ». Il peut en résulter une diminution de la peur de vivre grâce à un mental renforcé, dépouillé de parasites émotifs antérieurs. Je partage maintenant l'opinion du cher Sigmund. Le sujet serait plus apte à cerner ses désirs profonds, à affirmer plus facilement des éléments de sa personnalité. Tout un tas de petites peurs de la vie disparaissent comme par enchantement.

Des verrous psychologiques sautent.

Tout autre est le devenir des patients dont la maladie est contrôlée mais reste bien présente. Apprendre *à vivre avec*, comme les porteurs du virus VIH. Ou les patients atteints de certaines hépatites virales pour lesquels on parle parfois, avec une figure sémantique ambiguë, de « porteurs sains », c'est-à-dire de sujets qui ne se sont pas débarrassés de l'agent infectieux mais n'ont peu ou pas de conséquences cliniques ou biologiques (ici, anomalie des tests hépatiques) visibles.

De même que pour ces infections virales, les progrès spectaculaires de la recherche médicale ont profondément modifié la vie et les perspectives d'avenir des sujets atteints de cancer, en transformant chez nombre d'entre eux la menace mortelle en maladie chronique. Les patients et leurs soignants apprennent ce « vivre avec », et avec ses alternances de phases de crainte, d'enthousiasme et de lassitude, de découragement et d'espoir. Personnellement, j'ai toujours éprouvé une certaine admiration pour celles et ceux qui vivent avec un cancer « stabilisé », cette épée de Damoclès au-dessus de la tête, accompagnés par force encouragements de notre part. (D'après la légende grecque, Damoclès était un courtisan du tyran Denys de Syracuse ; il flattait souvent son maître, vantant ses richesses et le bonheur dont il jouissait. Pour faire comprendre à Damoclès combien ce bonheur était précaire, le tyran l'invita un jour à un banquet : Damoclès prit place à la table royale mais une épée était suspendue au-dessus de sa tête et cette épée n'était retenue que par un crin de cheval.)

La stabilisation d'un cancer sous traitement est en soi une très bonne chose. D'abord parce que cela signe une indéniable efficacité d'un traitement (qu'on appelle « contrôle tumoral »), signe positif que les médecins se plaisent à souligner auprès des patients pour les encourager. Ensuite, une stabilité prolongée permet parfois d'envisager un allègement du traitement. Ceux-ci ont été considérés au fur et à mesure que le temps de contrôle tumoral s'allongeait avec les nouveaux traitements. Pour un cancer du côlon avec des métastases, la survie dépasse deux ans chez la moitié des patients. Les cancérologues de l'hôpital Saint-Antoine à Paris ont développé ce concept d'allègement temporaire du protocole. Des patients dont le cancer colique était contrôlé par la chimiothérapie initiale ont été répartis de façon aléatoire en deux groupes : les uns continuaient le même traitement, tandis que les autres recevaient une chimiothérapie allégée. La conclusion de ce travail était que, dans certaines situations, la survie n'était pas diminuée malgré l'allègement du traitement. Le bénéfice théorique qui en découle est évident : moins de médicaments, moins d'effets secondaires. Cette notion est relativement nouvelle et assez révolutionnaire. En effet, nous autres médecins avons été élevés dans l'idée que, lorsqu'une tumeur était contrôlée, il ne fallait surtout pas « lâcher la bride », de crainte, par exemple, de favoriser l'émergence des clones cellulaires les plus agressifs. Bien sûr, cette notion ne s'applique pas à tous les cancers.

Je voudrais revenir sur le sentiment d'ingratitude envers la médecine, que j'ai vécu pendant mon traitement.

Les premiers malades guéris pour une affection réputée incurable sont généralement salués comme des miraculés, des héros (itou pour leurs soignants). Quand ma sœur Isabelle a été sauvée, à l'âge de trois ans, d'une méningite bactérienne par l'un des premiers antibiotiques disponibles, elle a été baladée dans les amphithéâtres des étudiants en médecine de l'époque. L'équipe soignante fait prendre conscience au malade, à son entourage et à la collectivité plus généralement du caractère exceptionnel et (encore) extraordinaire de la chose.

J'ai eu la chance de connaître les premiers patients greffés du foie à l'hôpital Beaujon quand je prenais des gardes dans le service de réanimation des maladies hépatiques. Comme tous les soignants présents à l'époque, il y a une dizaine d'années, je n'ai pas oublié l'histoire de monsieur G. qui a tenu le pari de courir un marathon moins de deux mois après sa greffe, avec une incroyable énergie vitale. Mais autant les premiers malades sauvés avec un nouveau traitement sortent sous les vivats et les feux de la rampe, autant les suivants vivront le petit miracle désormais banalisé dans l'anonymat, la routine médicale. Ils se plaindront peut-être plus volontiers des effets secondaires du traitement comme s'ils en avaient oublié les côtés positifs. Aurais-je pesté de la sorte contre les effets secondaires de ma chimiothérapie si, il y a trois ou quatre décennies, j'avais fait partie des premiers malades à se sortir d'une telle affection ? Probablement non.

Un décalage psychologique peut également se créer entre le médecin qui a connu l'époque de l'impuissance thérapeutique devant une maladie et le patient ayant déjà assimilé la probabilité de guérison comme un fait acquis. Ou, à l'inverse, entre un malade préoccupé – après tout c'est la première fois qu'il est malade – et une équipe soignante qui dédramatise et ne semble pas entendre ses inquiétudes vitales. Quand, pour une affection donnée, l'inconscient collectif a intégré que, sans être la règle absolue, la guérison est fréquente, cette dernière constitue presque immédiatement un dû. Une obligation de résultat pour les médecins. Le prix à payer, c'est-à-dire les effets secondaires – et plus encore les échecs –, est très mal ressenti par certains patients. Nous leur disons parfois : « Il y a à peine dix ans, nous n'aurions pas imaginé pouvoir un jour ainsi contrôler votre maladie ! » Sous-entendu : soyez déjà content d'en être arrivé là. Mélange de sincérité, d'autosatisfaction médicale et de manifestation d'un optimisme objectif. Un peu de tout cela, oui. Le malade, lui, s'en fiche un peu. Autant ce passé révolu peut évoquer quelque chose pour son médecin, autant lui-même vit fortement dans la dimension du « ici et maintenant ». C'est un peu comme si nous lui indiquions qu'il avait la chance de jouir d'un ordinateur au lieu d'une machine à écrire, d'un TGV au lieu d'une locomotive à vapeur ou d'une télévision en couleur et non plus en noir et blanc.

Le progrès technique et scientifique est immédiatement assimilé. Qui remercie le ciel chaque matin de ne plus être à la merci de la diphtérie, du tétanos ou de la poliomyélite ? Nous avons oublié ce qui terrorisait nos aïeux.

Cette forme d'ingratitude, je l'ai ressentie à la fin de l'été, pendant la seconde phase de ma chimiothérapie, qui m'a semblé interminable. Autant je venais faire les premières cures sans rechigner, avec l'idée claire de sauver ma peau, autant, plus tard, ayant l'intime conviction que l'essentiel du chemin était fait, la dernière ligne droite m'a paru pénible.

Les soignants vivent, eux aussi, comme une certaine injustice le fait que leur malade se plaigne des effets délétères du traitement, et ils ont le sentiment qu'il a perdu de vue l'essentiel : il pourrait être mort et il est tiré d'affaire. C'est une chose délicate que d'expliquer cela. Désormais, après une opération qui a permis apparemment d'enlever en totalité un cancer, nous proposons très fréquemment un traitement dit « adjuvant », lorsqu'on a constaté à l'examen microscopique de la pièce enlevée certains éléments péjoratifs (par exemple, la présence de ganglions métastatiques à distance de la tumeur). On sait alors que le risque de récidive tumorale est élevé. Le malade doit alors encaisser une double information : d'abord il y a un risque de récidive non négligeable malgré la lourde opération qu'il vient de subir et ensuite il devra se soumettre à un traitement (en général de six mois) à base de chimiothérapie et parfois de radiothérapie, avec son cortège d'effets indésirables. Et cela pour traiter une « maladie microscopique », un genre de monstre du Loch Ness invisible qui le menace. Une fois encore, la qualité des explications et surtout l'anticipation sont fondamentales. Dès que l'intervention chirurgicale est décidée et avant même qu'elle soit réalisée, il faudrait expliquer que le traitement complet comporte plusieurs phases, dont la chirurgie est la première et souvent la plus importante, mais pas la seule. Que le traitement adjuvant vise à augmenter les chances de guérison, mais sans pour autant annuler complètement le risque de récidive de la tumeur.

Derrière ces notions d'ingratitude apparente des soignés et de progrès médical assimilé, pointe l'obligation de résultat. Le corps médical supporte très mal l'augmentation des plaintes, surtout bien sûr lorsqu'elles ne lui paraissent pas justifiées. Certains patients ou leur famille veulent comprendre un accident imprévu, ou pointer un dysfonctionnement sérieux du système et de ses acteurs. Je préside depuis peu la commission de conciliation à l'hôpital Beaujon qui étudie les réclamations des patients. Les chiffres de 2007 nous ont montré que le but recherché par les patients étaient plus souvent d'apporter un témoignage (87 %) que d'obtenir une sanction ou une réparation (13 %). Certaines lettres sont très pédagogiques pour nous par leurs critiques constructives. Un défaut de communication entre les soignants et les plaignants explique souvent les récriminations. Cette démarche des patients ou de leur famille présente un autre intérêt : elle peut leur faciliter le travail d'acceptation ou de deuil en cas de séquelle irréversible et gênante d'un traitement ou, *a fortiori*, de mort d'un proche, et elle est susceptible de faire progresser le système de soins. On enquête bien pour les crimes et les accidents ! Il est fréquent qu'aucun coupable ne puisse être désigné : le hasard a joué, par exemple lors d'un choc allergique brutal et imprévisible à l'administration d'un produit. L'aléa thérapeutique est une réalité médicale inéluctable. Mais parfois on cherche à tout prix un bouc émissaire quand survient un accident, entraînant ou non des séquelles, ou d'une issue fatale quand bien même celle-ci était prévisible. Et le corps médical est en première ligne, qui doit rendre des comptes. Un de mes collègues a été attaqué récemment en justice après avoir fait une dilatation de l'œsophage par voie endoscopique à une malade âgée qui ne pouvait plus avaler sa nourriture à cause d'un rétrécissement de cet organe. Il s'en est suivi une perforation. Le geste était assez risqué, le médecin l'avait largement signifié à la patiente (qui l'avait déjà subi plusieurs fois), ainsi d'ailleurs qu'à sa famille. Pourtant, cet ami a été poursuivi pour « maladresse », alors que c'est l'un des plus grands spécialistes, qu'il s'entoure de toutes les précautions techniques et qu'il s'agissait manifestement d'un aléa thérapeutique ! Dans d'autres cas, c'est la recherche à peine voilée d'une réparation financière qui apparaît, avec le spectre des cabinets d'avocats installés à la sortie des hôpitaux et cliniques comme aux États-Unis. Cet effet pervers se retournera immanquablement contre les futurs patients : il ne faudra pas venir pleurer quand on ne trouvera plus de spécialistes acceptant d'effectuer des gestes potentiellement dangereux – des opérations ou des anesthésies en particulier – et quand nos filles devront galérer pour contacter un obstétricien qui acceptera de s'occuper de leur grossesse. Les nouveaux traitements, toujours plus efficaces, ne seront jamais dénués d'aléas. Chaque acte médical comporte une prise de risque calculée, avec sa part d'incertitude qui, même réduite au minimum, n'est jamais nulle. Mais n'oublions jamais les progrès : le risque d'accident anesthésique grave a été réduit d'un facteur dix au cours des années passées !

XXV

Du médecin et de sa santé

Ma vie a repris son cours. Comme avant ou presque. En fait, c'est un peu une nouvelle existence qui commence, malgré des changements qui ne sont pas perçus par l'entourage. J'ai observé la médecine de l'intérieur, j'ai appris des choses sur mon métier, sur les autres et sur moi. Grande leçon d'humilité. J'ai découvert des forces intérieures insoupçonnées libérées quand on affronte un danger vital (il paraît que nous pourrions courir vraiment plus vite si nous étions menacés par un flingue). J'ai bénéficié de la solidarité humaine, j'ai vu les autres se mettre en quatre pour m'aider.

Mais il est grand temps de repasser la barrière malade-soignant et de retourner m'occuper de ceux qui ont besoin de mes compétences. J'espère qu'ils découvriront aussi les petites et grandes joies que j'ai pu éprouver à travers cette « aventure » – je préfère ce mot, qui évoque l'incertitude et la découverte de nouveaux paysages spirituels et cognitifs, à celui d'« épreuve », comme un péril traversé où l'on prouve son courage. J'ai progressé dans la perception des petites et grandes angoisses des malades, même si je n'étais pas atteint d'un mal incurable. Toutefois, il est faux de dire qu'un médecin qui n'a jamais été malade est incapable de comprendre ses patients, et heureusement ! La médecine a besoin de soignants jeunes et en pleine forme, pleins d'énergie et porteurs d'espoir, capables d'être en empathie avec une intelligence projective qui les pousse à « s'imaginer à la place » du malade sans forcément l'avoir été eux-mêmes ! En ce qui me concerne, il est désormais des réactions psychologiques que l'expérience acquise à travers la dureté des traitements et la trouille de mourir me permet de mieux décrypter. Ainsi, le soignant oublie, et c'est bien naturel après tout, que, lorsqu'il rentre le soir après sa journée de travail, vaque à ses occupations et prend un repos bien mérité, son patient, lui, se couche le soir avec ses peurs, car il sait que la maladie qui obscurcit son avenir est toujours là. Ou, s'il est supposé guéri, qu'il faudra continuer à le surveiller, « au cas où ».

Un autre domaine – très différent – dans lequel j'ai progressé est mon rapport personnel à la médecine. En effet, il en est souvent des médecins comme des cordonniers : mal chaussés, c'est-à-dire mal surveillés. Par négligence, par manque de temps. La négligence est inhérente aux gens très actifs qui, jeunes et en forme, éprouvent un sentiment d'invulnérabilité. Le manque de temps, c'est plus précisément l'incapacité de prendre quelques minutes pour s'occuper de soi. Combien de collègues de mon hôpital consultent régulièrement à la médecine du travail ? Sans doute peu. Il n'y a pas de suivi régulier obligatoire, par manque de moyens et aussi en partie à cause d'une certaine indiscipline naturelle des médecins. Certains de mes amis exerçant une autre profession dans une entreprise privée sont examinés régulièrement, font des dosages répétés du cholestérol et des tests d'effort cardio-vasculaires chaque année... On ne peut pas nier que certains médecins ont des comportements phobiques qui, par définition, conduisent à l'évitement. La crainte inconsciente et irrationnelle qu'à bien chercher on risque de leur trouver quelque chose. Combien de collègues fumeurs avec une toux traînante ne vont pas faire la radiographie de thorax et la fibroscopie bronchique qu'ils auraient consciencieusement prescrites à leurs patients ! Les soignants ont peur comme tout le monde, et parfois davantage, du fait de leurs connaissances et de leur déformation professionnelle à imaginer le pire. Cela explique qu'ils aient à l'égard de leur propre santé des comportements variés et pas toujours rationnels. Leur spécialité peut les influencer dans le sens inverse : les gastro-entérologues font assez souvent une coloscopie de dépistage, même en l'absence de risque évident... Il faut reconnaître que l'apprentissage de la médecine et son exercice enrichissent l'imaginaire des hypocondriaques potentiels. Il suffit d'observer les étudiants en médecine qui consultent, après un cours ou un passage dans un service de l'hôpital, persuadés d'être atteints de la maladie grave qu'ils ont étudiée la veille. Dans les premières années de faculté, ils ont tendance à se trouver toutes sortes d'affections. En troisième année, une amie de fac est allée jusqu'à se faire charcuter pour une biopsie d'un malheureux petit ganglion dans le cou qui lui évoquait – elle ne pouvait en démordre – une maladie de Hodgkin débutante. Quand un symptôme se manifeste chez un médecin, le cours de faculté défile dans sa mémoire et c'est parfois (souvent ?) l'affection la plus grave qui lui vient à l'esprit, l'habitude de hiérarchiser du plus grave au moins grave, comme un urgentiste performant. Au risque de se retrouver comme Woody Allen dans le film *Anna et ses sœurs*. Le personnage qu'il interprète passe un scanner, persuadé d'avoir une tumeur cérébrale. Ce que confirme son ami radiologue dans une première scène (fruit de son imagination) : *a nightmare,* un cauchemar. La scène suivante recommence à l'identique, à ceci près qu'elle présente la réalité et que cette fois le toubib annonce que l'examen est normal et se moque gentiment de son ami-patient.

XXVI

Guérir et mieux soigner

« Seul un thérapeute qui est disposé à se dépouiller de ses défenses personnelles peut affecter son patient en profondeur. Si le thérapeute est capable de s'avancer à découvert, c'est parce qu'il est lui-même blessé ou vulnérable. Seul un médecin blessé peut guérir autrui. »

C. G. YUNG.

Combien de fois ai-je entendu que je serais plus à l'écoute, plus compréhensif, meilleur médecin après cette expérience ! Ce qui signifie que tous les médecins qui n'ont pas été malades passeraient à côté de l'essentiel ? Foutaises ! On peut très bien soigner, savoir écouter et réconforter sans être passé par là. Ces aptitudes peuvent être acquises grâce à une éducation, une formation intellectuelle ou des choix spirituels, et l'enseignement de nos aînés. Cependant, à mon avis, la bonté, l'écoute et la compassion s'apprennent moins facilement avec des coups de pied aux fesses que la connaissance scientifique. Elles procèdent d'une longue maturation individuelle, et parfois d'un certain don. Certains soignants seront toujours un peu mal à l'aise, maladroits ou indélicats avec leurs malades. D'autres trouveront facilement l'empathie. Mais il faut de tout, en médecine : un urgentiste n'utilisera pas la même palette de qualités que le médecin de soins palliatifs ou le chirurgien. Dans le service où je travaille – et ce n'est certainement pas le seul ! –, l'esprit qui anime les soignants est remarquable. Ils manifestent une attention soutenue aux malades et un respect rarement pris en défaut. Les patients ont un visage, un nom, une histoire, ce ne sont pas des numéros. Les plus âgés ne sont pas appelés « Papi » ou « Mamie », avec une pseudo-affection plutôt méprisante qui m'a toujours fait bondir, mais « Madame » ou « Monsieur ».

> Malgré votre lourde charge de travail, je n'ai jamais été « une malade », un « numéro de chambre », vous avez su me redonner un souffle de vie, une dignité que je croyais perdue. En basculant brutalement du « métier de soignant » à celui de patiente, j'ai réalisé à quel point la douceur d'un regard, une main qui touche, un mot qui soulage font partie intégrante du traitement et des soins. Je sais que je ne serai jamais très loin de vous, suivi oblige ! Et les liens que nous avons tissés seront les remparts qui m'aideront à continuer le combat.
>
> Mme R., infirmière soignée dans notre service.

Certains patients nous ont beaucoup marqués par leur personnalité. Il n'est pas rare que, des années plus tard, nous évoquions leur trajectoire avec force détails. Ils sont inscrits dans la mémoire collective de l'équipe soignante. Pourtant, tout n'est pas rose. D'autres nous laissent un souvenir amer : agressivité, dédain, mépris, suspicion ou racisme. Ils sont rares, heureusement. La maladie et son cortège d'inquiétudes ne justifient aucunement tous les dérapages. J'ai observé des dysfonctionnements pendant mes séjours à l'hôpital Saint-Louis. Ils étaient minimes, à mes yeux, et ont toujours été réglés par une discussion directe avec les personnes concernées. La très grande majorité des personnels qui travaillent à l'hôpital se démène sans compter pour ses malades. L'anxiété, la charge émotionnelle, le temps supplémentaire donné au service et pris à sa famille pas plus que le don de soi ne sont rémunérés. Ces hommes et ces femmes qui rentrent chez eux après avoir soigné des gens souffrant de maladies graves, parfois incurables, ils en prennent plein la gueule. C'est le prix qu'ils payent pour gagner leur croûte, mais aussi pour donner du sens à leur vie professionnelle. S'occuper des malades atteints de cancer, c'est un choix bien particulier. Pour les internes en hépato-gastroentérologie, j'avais organisé, il y a quelques années, un séminaire de réflexion sur les modes d'exercice de la spécialité. Pour présenter l'orientation en cancérologie digestive, j'avais invité le professeur Michel Ducreux, cancérologue à Villejuif. Alors qu'on l'interrogeait sur les motivations du choix de l'exercice de l'oncologie, il avait énoncé une mise en garde simple et très forte à nos jeunes collègues : « On ne peut pas décider de s'engager dans la cancérologie par opportunisme. » Sous-entendu : pour avoir un plan de carrière plus rapide que dans d'autres spécialités médicales ou pour gagner beaucoup d'argent. Choisir de traiter les cancers, c'est une forme de sacerdoce. Il s'agit certainement d'une des spécialités médicales les plus difficiles, dans la mesure où les échecs thérapeutiques restent (trop) nombreux. Plus que dans d'autres spécialités médicales, les soignants y sont en permanence en prise directe avec les douloureuses questions de la souffrance, de l'impuissance médicale et de la mort. La reconnaissance de leur investissement n'est pas suffisante.

Il est un peu tôt pour apprécier les modifications éventuelles de mon attitude vis-à-vis des malades que je soigne depuis la survenue de mon cancer. De plus, elles me sont propres et je ne m'aventurerai pas à les généraliser à tous les médecins ayant fait l'expérience d'une maladie grave. La particularité, pour ce qui me concerne, est d'exercer dans une spécialité comportant une grande part de cancérologie. L'impact d'une telle maladie sur l'exercice professionnel d'un chirurgien orthopédiste ou d'un ophtalmologiste, par exemple, serait probablement différent de ce qu'il a été pour moi.

Une chose me paraît très importante, que je perçois au fur et à mesure que je reprends mon travail : *le regard des autres a aussi changé.* Je pense aux infirmières et jeunes médecins qui m'accompagnent lors de mes visites dans les chambres des malades de l'unité dont j'ai la responsabilité et qui m'écoutent dialoguer avec eux. Mon histoire peut influencer la perception qu'ils ont de mon discours d'annonce d'une bonne ou mauvaise nouvelle, des modalités d'un traitement, des chances d'amélioration ou des risques d'échec et de la gestion des effets secondaires d'une chimiothérapie. En résonance avec la connaissance de mes soucis de santé passés. Je n'ai pourtant pas l'impression d'avoir profondément modifié le contenu de mes entretiens avec les malades depuis mon retour. Néanmoins, certains changements sont intervenus, dont j'ai conscience. Je prends plus de temps pour expliquer les modalités et les effets secondaires d'une chimiothérapie, la manière de contacter rapidement un soignant au téléphone en cas de besoin ou encore l'importance des médicaments associés (antivomitifs, EPO...). Au travers de ces conseils, ma propre expérience – non mentionnée aux malades – peut parfois me servir. J'insiste plus qu'avant sur l'importance de mener une vie aussi normale que possible, de savoir « se faire plaisir » en ayant des activités agréables et une alimentation attrayante. Je mets fermement les malades en garde contre les avis que ne manqueront pas de leur donner certaines personnes de leur entourage, et contre les inévitables récits des expériences de cancers survenus chez d'autres qu'on voudra leur imposer. J'attache plus d'importance à les préparer aux résultats du bilan d'évaluation qu'ils vont subir à l'issue d'un cycle de chimiothérapie et à ce qu'on proposera si la maladie est contrôlée ou, au contraire, si elle progresse, pour dédramatiser cette éventuelle possibilité.

Je prends aussi plus de temps pour sensibiliser les étudiants quant à la manière d'aborder un patient atteint d'une maladie grave. C'est une mission qui me paraît tout aussi importante que de leur apprendre la valeur prédictive d'un marqueur sanguin sur l'évolution d'une maladie, d'interpréter correctement un scanner ou de connaître le maniement d'un médicament. Je les incite à bien observer le comportement des soignants expérimentés, à étudier les réactions des malades lors des discussions que nous avons avec eux, à donner, après avoir quitté la chambre, leur point de vue sur l'entretien. Ce sont des choses qui ne s'enseignent pas dans les livres, au même titre que les mille et un petits trucs d'un chirurgien aguerri qui conseille un jeune opérateur pour qu'il améliore la qualité et la rapidité d'une dissection.

Enfin, je vérifie, depuis mon passage de l'autre côté de la barrière, qu'il est bien délicat de s'occuper des confrères médecins atteints de cancer. J'en ai soigné plusieurs dizaines au cours de ma carrière. Leurs histoires étaient naturellement toutes très différentes et leurs comportements aussi variés que ceux des patients non médecins. Je me sens maintenant un peu plus à même de comprendre certaines de leurs angoisses spécifiques et la position bien particulière que leur confère leur profession dans leur analyse de la situation. Mais je ne serai jamais complètement à l'abri d'éventuelles erreurs d'appréciation concernant leur souhait d'être plus ou moins impliqués dans les décisions thérapeutiques, ou la nature des informations qu'ils souhaitent réellement avoir – et peuvent entendre – quant à l'évolution de leur maladie et aux chances réelles de guérison.

XXVII

Du mot « survie » en médecine

J'aurai touché de près ce qu'en médecine on appelle la survie. Sur-vie. Ce terme peut être diversement interprété. On parle de « survivant » pour quelqu'un qui a échappé à un péril mortel, un accident ou une catastrophe naturelle. Comme le navigateur Alain Bombard. Plutôt que l'aspect sémantique courant « être en survie », entre la vie et la mort en somme, le mot exprime en médecine un gain de durée de vie, dans son aspect quantitatif, obtenu par un traitement sans lequel la mort serait survenue. La survie après une maladie grave, c'est la chance supplémentaire de pouvoir se promener encore de longs mois ou de longues années sur notre bonne vieille terre. On dit, par exemple, que l'espérance médiane de survie à cinq ans des patients traités pour tel cancer est de 50 %. Ce qui signifie que *statistiquement* la moitié d'entre eux seront vivants cinq ans après le diagnostic (on retient évidemment le versant optimiste). La publication de rapports médicaux concernant le pronostic des cancers dans les journaux d'information générale peut avoir un effet pernicieux, et inquiéter ou rassurer à tort. En effet, l'interprétation en est parfois difficile pour les non-initiés. Au début de l'année

2007, l'un d'entre eux a relaté une grande enquête effectuée en France (étude des registres du réseau FRANCIM) concernant la survie *globale* selon le type de cancer. On y distinguait quatre grands groupes de tumeurs selon le pronostic, avec des taux de survie globale à cinq ans allant de plus de 75 % à moins de 25 %. En haut, certains cancers de la peau, du testicule ou la maladie de Hodgkin. En bas, certains cancers digestifs – œsophage, pancréas... – et leucémies. Mais la transposition à l'échelon individuel se révèle délicate. Ce type de globalisation n'intègre pas le stade d'évolution pour chaque maladie donnée. Ainsi, on peut mourir d'un cancer évolué d'un « bon groupe » et guérir d'un cancer d'un « mauvais groupe » s'il est précocement détecté !

Pour les cancers les plus graves, les survies médianes, dans les publications scientifiques, sont pudiquement chiffrées en semaines, voire en jours. Quand un nouveau traitement permet de gagner plusieurs mois de survie, nous l'apprenons habituellement au son des trompettes dans les grands congrès médicaux, tel que celui de l'American Society of Clinical Oncology, grand-messe de la cancérologie qui se tient chaque année à la fin du printemps aux États-Unis. Car, de mois gagné en mois gagné, la vie des malades atteints d'un cancer s'allonge de façon perceptible. Quand j'étais interne à la fin des années 1980, un sujet atteint d'un cancer du côlon à un stade métastatique avait une espérance de vie médiane de l'ordre de six mois ; elle dépasse maintenant deux ans. C'est-à-dire qu'en deux décennies de l'histoire de l'humanité, le temps de vie de nombreux malades atteints de cette affection grave a quadruplé. Et les progrès ne sont pas finis : il suffit de voir l'avalanche de nouvelles molécules et les traitements « à la carte » en fonction des caractéristiques individuelles des patients ou de leur tumeur qui se profilent dans un proche avenir.

Qu'on ne me dise pas qu'une ou deux années de vie gagnées, c'est dérisoire ou bien : « Tout ça pour ça ! » Il suffit de questionner les principaux intéressés. La sur-vie, parfois inespérée au départ du traitement, permet à des patients de réaliser des projets qui leur tenaient à cœur, de découvrir de nouveaux horizons, de marier un fils ou une fille, ou de voir naître et grandir enfants ou petits-enfants, de profiter d'une résidence acquise à la sueur de leur front, de se réconcilier avec un parent ou un ami avec lequel ils étaient en conflit de longue date, etc. Je citerai la lettre de l'épouse d'un patient que je soignais : « Merci docteur de lui avoir donné un sursis de vie de trois ans. Nous avons pu "fêter" nos quarante-huit années de mariage, de bonheur et de complicité le 28 avril dernier, avec un dé de champagne... » Ou encore celle de Mme C., atteinte d'une tumeur incurable et qui lors de notre première rencontre était réticente à recevoir une chimiothérapie. Elle s'y est finalement résolue, et a admis plus tard : « Grâce à la gemcitabine, j'ai vu les beautés de Florence et siesté au soleil sur la grande place de Sienne. Donc merci à elle, et à vous qui surveillez de loin et conseillez le ballet des cures [qu'elle faisait chez elle en Bretagne]. Je vais bien, avec un moral équilibré et serein en attendant la chute... » Et aussi M. L., ce patient âgé de trente-six ans, atteint d'une maladie génétique dite de von Hippel-Lindau, qui favorise la survenue de tumeurs du cerveau, des yeux, de la moelle épinière, des reins, des glandes surrénales et du pancréas – tout un programme de souffrance que ces malades affrontent avec un stoïcisme souvent stupéfiant. Cet homme a vécu plus de six ans après le diagnostic des volumineuses métastases du foie dont le point de départ était une tumeur dite endocrine du pancréas. Je me rappelle qu'on avait débuté sa première cure de chimiothérapie le jour de la mort de la princesse Diana sous le tunnel du pont de l'Alma une nuit d'août 1997. Et lui de relativiser ce qui lui arrivait, jugeant avec humour du confort d'être un patient anonyme... et bien vivant. Durant les années qui ont suivi, il a été hospitalisé plusieurs fois dans un état moribond avec des douleurs, hémorragies graves et chocs en tout genre. Cet *ironman* s'en sortait un peu miraculeusement chaque fois et s'en retournait sur ses deux pieds vivre chez lui, sous les yeux un peu éberlués des soignants et de ses proches. Il a eu six années de survie pour voir grandir ses enfants et ceux-ci auront profité de ce temps précieux pour construire une mémoire de ce père qui a fini par les quitter une nuit de printemps. J'avais été appelé en pleine nuit pour m'en informer – j'avais souhaité être averti – et je suis retourné à l'hôpital, de façon exceptionnelle. À trois heures du matin, nous avons partagé, ses proches et moi, le sentiment que nous avions tous donné le maximum de ce qui était humain : le patient, eux et l'équipe médicale. Les liens que j'avais inconsciemment tissés avec lui étaient si forts que, le lendemain, plusieurs soignants sont venus spontanément me présenter leurs condoléances. Jamais encore je n'avais vécu cela.

Pour autant, l'augmentation de la survie des malades atteints de cancer – toujours au sens *quantitatif* du terme – ne peut pas être la seule fin des traitements si elle n'est pas assortie du maintien ou d'une amélioration de la *qualité* de vie. Cela est vrai en particulier pour les personnes âgées. La qualité de vie est maintenant souvent évaluée, dans les études scientifiques qui concernent les nouveaux traitements, avec des indicateurs assez sérieux (questionnaires validés, critères objectifs tels que la diminution d'une douleur, l'arrêt d'un traitement antalgique, la reprise d'une activité, etc.).

Certains médecins, il est vrai, font le choix de continuer la chimiothérapie jusqu'à la veille du décès d'un patient. Fuite en avant ? On peut le voir comme cela. Mais il ne faut pas perdre de vue que certains patients et/ou leur famille nous poussent parfois dans nos retranchements. La peur de la disparition, du vide. La mort est de plus en plus exclue alors qu'elle fait partie intégrante de l'histoire d'une vie, comme la conclusion d'un livre. Elle est cachée. Elle est niée. Dans les faire-part ou épitaphes, on parle de « décès » ou de « disparition ». Le mot « mort » est plus rarement utilisé, en voie de bannissement. Les films d'action et les jeux vidéo contemporains glissent de façon subliminale aux enfants et ados le fantasme d'immortalité, la notion de « vies multiples ». Ce qui pourrait donner la scène suivante. Le père : « Arrête ton jeu, éteins l'ordinateur et va te coucher. » Le chérubin, s'identifiant au héros de son jeu : « Oh, non ! Attends, *il me reste quatre vies.* »

On voit parfois de jeunes adultes totalement désemparés au moment du décès d'un proche, pourtant prévisible de longue date. Ils pensaient peut-être que la médecine peut (presque) tout. L'absence de repères personnels, familiaux ou spirituels fait le reste. Qu'on soit fataliste ou qu'on s'en désole, l'évolution de la société selon une tendance matérialiste et individualiste s'est accompagnée d'un certain vide métaphysique qui rend peut-être plus difficile d'affronter les grandes épreuves.

Mais la survie gagnée a un coût. Les soignants n'aiment pas s'attarder sur cet aspect des choses. Ils soignent, les gestionnaires s'occupent du financement. Si un malade arrive dans mon bureau de consultation, qu'il soit riche ou clandestin sans papiers, je m'en moque, je le soigne. Chacun son métier. Cependant, l'avènement des pôles hospitaliers dans la nouvelle gouvernance a pour objectif à peine voilé de transférer de nouvelles responsabilités administratives aux médecins...

Les jeunes collègues (les moins jeunes aussi d'ailleurs) n'ont pas toujours à l'esprit qu'en prescrivant certains traitements, ils signent souvent des chèques de plusieurs milliers d'euros. Les mêmes pourront hurler quand le prix d'un journal augmente de cinquante centimes. En cancérologie, pour ces quelques mois de vie gagnés, il y a un coût à payer. Par exemple, celui du traitement de certains patients atteints de cancer du côlon métastasé est passé – hors frais d'hospitalisation – de quelques centaines de francs dans les années 1980 à plus de 20 000 euros par mois avec l'utilisation, en association, de nouvelles molécules cytotoxiques et de thérapies « ciblées » (ces molécules intelligentes qui vont agir sur une cible très précise de la cellule tumorale pour empêcher sa division, dont je parlais avant). La question, qu'on ne pourra éluder indéfiniment, va se faire pressante : Quel prix la société et les citoyens accepteront-ils de payer pour leur santé dans les décennies à venir ? Le coût annuel du cancer en France serait de 30 milliards d'euros, dont plus de la moitié du fait des pertes de production et de productivité. Les nouvelles molécules représentent moins de 5 % du coût des soins de l'assurance maladie... mais cette part augmente de 30 à 40 % par an ! Faudra-t-il restreindre l'accès aux innovations thérapeutiques disponibles, très coûteuses ? Sur quels critères sélectionner les patients devant les recevoir ? Nous en sommes aux balbutiements des chimiothérapies « à la carte », c'est-à-dire décidées en fonction de certains critères biologiques du patient ou de sa tumeur. Cela se révèle très prometteur et... potentiellement source d'économies substantielles. Pour les patientes traitées pour un cancer du sein, on sait qu'un nouveau médicament, appelé Herceptin, est efficace de façon spécifique lorsque la tumeur exprime de façon anormale un récepteur nommé HER 2. Cette notion est déjà entrée dans la pratique courante. Plus récemment, l'équipe du professeur Laurent-Puig de Paris a montré, chez des patients atteints de cancer du côlon, que la présence d'une anomalie de l'ADN (mutation) particulière au sein de la tumeur sur un gène appelé K-ras permet de prédire un échec très probable d'une molécule coûteuse et efficace chez les patients dépourvus de la mutation, le cetuximab ; ailleurs, il est connu que certains sujets ont naturellement une variation de certaines enzymes du foie qui peut, chez eux, rendre dangereuse la prescription de certaines chimiothérapies qui seraient bien supportées chez d'autres.

Tout le monde aura-t-il accès – je parle bien sûr pour les pays occidentaux favorisés – à ces soins *up to date* ? Et jusqu'à quel âge ? Un homme de soixante-quinze ans est parfois bien plus en état d'être opéré ou de recevoir une chimiothérapie qu'un alcoolo-tabagique invétéré de vingt ans de moins. L'âge *physiologique* du patient est certainement plus important à prendre en compte que son âge *chronologique*.

Rappelons, pour bien situer les choses, quelques chiffres[1] : il y a en France 350 000 nouveaux cas de cancer par an, et 150 000 décès en résultent ; 40 % des décès par cancer touchent des personnes âgées de plus de 65 ans et 30 % des cancers surviennent chez les plus de 75 ans. Entre 1995 et 2005, on a compté environ 8 décès liés à la maladie de la vache folle, 12 000 décès dus au SIDA, 70 000 décès par accident de la route et 1,5 million de décès par cancer. En 2007, le cancer est devenu la première cause de mortalité en France, détrônant les maladies cardio-vasculaires. D'ici à 2030, le nombre de nouveaux cancers

1. *Les Échos*, *Le Quotidien du médecin*, 10 avril 2007.

dans le monde triplera, et celui des décès attribuables doublera.

La prise de conscience de la société, et la mobilisation des cancérologues français et des politiques ont débouché sur l'idée d'un grand plan de lutte contre le cancer pour optimiser l'organisation des soins et de la recherche.

En 1998, un groupe de cancérologues, réunissant spécialistes du privé, du public et administratifs, a élaboré un « plan Cancer » et l'a présenté aux pouvoirs publics. Ce plan a été officialisé en février 2000 à l'Assemblée nationale par Dominique Gillot puis par Bernard Kouchner, secrétaires d'État à la Santé du gouvernement Jospin. Par la suite, les candidats à l'élection présidentielle en 2002 ont été sensibilisés à la création d'un Institut national du cancer (INCa). Le 14 juillet 2002 enfin, Jacques Chirac a annoncé son intention d'en faire un chantier présidentiel prioritaire et il a tenu parole. Une commission *ad hoc* a été mise en place au ministère de la Santé pour définir soixante-dix mesures et déterminer une enveloppe financière spécifique. En mai 2005, l'INCa a été créé.

Cette structure doit concevoir des appels d'offres et inciter les équipes à se structurer en groupes efficients travaillant sur des thèmes communs. Regrouper les efforts des chercheurs et des cliniciens sur des maladies tumorales précises est un projet cohérent. Réunir des pôles de cancérologie (« cancéropôles ») et inciter à travailler en réseau. Faire collaborer cliniciens et chercheurs, cancérologues polyvalents et spécialistes d'organes (pneumologues, gastroentérologues, etc.)

spécialisés en oncologie (il y a parfois encore des combats d'arrière-garde affligeants) est indispensable pour la survie du système, car il faut compter avec la pénurie à venir des médecins.

Le catalogue des mesures de ce plan révèle de louables intentions, même s'il paraît utopique aux professionnels de santé. Au moins les bases d'une organisation sont-elles jetées. La mise en œuvre prendra du temps. Reste à distribuer intelligemment les moyens disponibles pour la recherche, avec transparence et équité, pour que les meilleurs projets soient retenus. Il faudra être très vigilant quant à la répartition d'une enveloppe financière qui certes n'est, pour le moment, que d'une centaine de millions d'euros par an (quinze fois moins que le coût de l'assurance maladie), car la révélation douloureuse du scandale qui a frappé une association de recherche contre le cancer est encore fraîche dans les esprits. Il faudra veiller à ce que le train de vie du système ne dérape pas. Mais, *in fine*, c'est à l'évidence un très bel outil et il y a en France les femmes et les hommes capables de le faire fonctionner.

XXVIII

Peur de la mort ou de la vie ?

« L'homme libre ne pense à rien moins qu'à la mort, et sa sagesse est une méditation non de la mort, mais de la vie. »

SPINOZA.

1er septembre 2005

Cela fait maintenant six mois que j'ai repris mon travail à temps plein. Je crois tenir la forme, mais s'abattent sur moi, le week-end surtout, d'invraisemblables coups de pompe. En ai-je trop fait ? Où est la limite du raisonnable ?

À côté de cela, quel plaisir de pouvoir s'investir à nouveau dans la prise en charge des malades, l'enseignement des étudiants et la recherche de traitements nouveaux dans un domaine auquel appartient la maladie dont je viens d'émerger ! Ce sera ma façon personnelle de renvoyer l'ascenseur à tout ce que la médecine m'a donné ces derniers mois. Souvent, les patients et les familles reconnaissants demandent comment aider la recherche. Pour un médecin, la réponse est toute trouvée. Travailler encore et encore, surtout les professionnels qui comme moi ont l'immense privilège de pouvoir participer directement aux progrès de la médecine. Façonner le futur des soins. Pas enthousiasmant, ça ? C'est une source pratiquement intarissable de motivation. Quand on me demande si j'ai levé le pied après cette maladie, je m'insurge : Comment ! il faudrait donc rétrécir l'exercice d'une profession qu'on aime pour passer son temps à réfléchir à la manière de s'économiser ? Le philosophe espagnol Fernando Savater le résume admirablement : « Tout se passe comme si la certitude de la mort poussait Esaü [qui a vendu son droit d'aînesse à son frère Jacob pour un plat de lentilles] à penser que la vie ne vaut plus la peine d'être vécue, que plus rien n'a d'importance. Pourtant, si plus rien n'a d'importance, c'est à cause de la mort, pas de la vie. Tu te rends compte : par peur de la mort, Esaü décide de vivre comme s'il était déjà mort et que plus rien n'avait d'importance. »

Le médecin hospitalier s'épanouit professionnellement et personnellement en soignant des malades, en enseignant leur métier aux plus jeunes en formation – quel plaisir de voir progresser les étudiants : Cindy, Benoît, Fleur, Alex, Marc, et les autres ! –, en publiant des articles dans de grandes revues et en participant à des protocoles susceptibles d'améliorer le sort de ses malades. Pas en comptant ses heures. Ne cherchez pas plus loin pourquoi beaucoup de toubibs bossent comme des acharnés et pourquoi certains parlent de leur profession comme des exaltés. Quand on s'éclate, ce n'est plus un boulot, c'est un plaisir – une drogue ?

Dans une même journée, je peux expliquer et réconforter des malades, arrêter le saignement d'un ulcère ou enlever un gros polype par endoscopie, essayer de comprendre les mécanismes biologiques intimes d'une maladie, réfléchir à la manière de tester de nouveaux médicaments au laboratoire ou de préparer des protocoles thérapeutiques à grande échelle pour mettre au point de nouvelles stratégies de traitements contre les cancers digestifs, apprendre aux étudiants à raisonner sur une situation médicale, partager les compétences en réunion pour décider des meilleurs traitements à donner à nos patients, m'informer des nouveautés dans la presse médicale ou sur Internet...

Un autre exemple : dans une mémorable journée, lors d'un congrès de l'ASCO à Chicago, nous avions rendez-vous, le professeur Louvet et moi, à sept heures du matin (!) avec les plus grands spécialistes américains du cancer du pancréas pour leur proposer de participer à un protocole de traitement que nous avions conçu, tels deux Gaulois sortis de leur village pour venir négocier avec une armée romaine. Ensuite, nous avons écouté des communications orales, en particulier celle rapportant, en première mondiale, l'efficacité d'une thérapie ciblée dans le cancer primitif du foie, le sorafenib. Puis échangé sur des idées et futurs projets avec des médecins de diverses nationalités et, pour compléter cette journée particulière, fini la soirée au Buddy Guy's Legend en écoutant du jazz, une bière ou une margarita à la main. Grands moments. Dimensions intellectuelle, technique et affective, travail collectif et compagnonnage : notre exercice à l'hôpital, c'est tout cela. On ne s'ennuie jamais.

Si j'ai eu le temps de réfléchir aux différents aspects du métier pendant ma chimiothérapie, j'ai aussi un peu appris à me protéger des sollicitations multiples du milieu médical. À accompagner mes enfants à l'école un peu plus souvent et à suivre de plus près leurs activités, à ne plus aller à l'hôpital tous les samedis. C'est toujours cela de pris pour ma vie extraprofessionnelle. Mais, paraphrasant la conclusion prudente de beaucoup d'articles médicaux, je dirai qu'« un plus long recul sera nécessaire pour vérifier la pérennité de cette assertion ».

J'ai concentré ma réflexion de ce livre sur mon rapport à la médecine, mais il y a bien sûr toutes les autres choses de la vie, si importantes et si personnelles... Avant tout, accompagner nos enfants sur le chemin de leur avenir, de leurs choix, en jouant le rôle de rampe de lancement. Le père que je suis les trouve beaux, intelligents et originaux (tout cela, oui !) – et j'en suis tellement fier... Accomplir cela demande plus de temps, d'énergie et d'attention que de devenir professeur de médecine ! Mais c'est une richesse incomparable.

Je veux aussi profiter différemment des proches, des amis. Découvrir ou revisiter des lieux magiques en France ou à travers le monde. Il y a tant de musiques et d'arts, et de livres que j'aimerais connaître ! de gens à rencontrer, d'échanges humains à nouer !

Et, pourquoi pas, arriver un jour à jouer du jazz comme Joe Sample et terminer la première ballade de

Chopin, refaire des concerts... ou plus simplement, mettre encore quelques reprises de volée dans la lucarne le lundi soir pour épater Mamac et les bleus, l'équipe d'en face.

Et donner, donner encore. Car j'ai tellement reçu ! Tout un programme. Une vie ne sera pas de trop.

Conclusion

« Tout ce qui ne tue pas rend plus fort. »

Nietzsche.

Pourquoi avoir écrit ce livre ? Je crois maintenant pouvoir répondre à la question que je me posais au début de cette histoire. D'abord pour fixer des repères dans une période un peu bouleversée. J'ai tenu à mettre des dates, surtout au début du traitement. Les premiers jours m'ont paru si longs... J'ai vécu les événements pleinement, en face. J'ai compris des choses et beaucoup appris. Je me sens le devoir, maintenant, de transmettre et dire.

Je veux suggérer que la maladie n'est pas qu'inutile et négative, mais qu'elle peut être aussi source de réflexion et de progrès personnels ; à l'homme et au médecin que je suis, elle a offert une douloureuse mais exceptionnelle occasion de prendre du recul par rapport à sa vie et à l'exercice de sa profession, et de les apprécier plus encore.

Je veux reconnaître qu'à certaines périodes difficiles de la chimiothérapie j'aurais pu ou dû me faire mieux aider et conseiller. J'ai parfois été trop naïf ou orgueilleux. Apprendre que je n'ai pas eu de morphine pour ma mucite en début de traitement a fait hurler quelques collègues cancérologues à qui j'en ai parlé plus tard. Inconscience et héroïsme mal placé ? Peur de déranger ? Mauvaise appréciation de la situation ? Un peu tout cela, sans doute. Le fait d'être médecin m'a probablement pénalisé en l'occurrence. Leçon d'humilité.

Je veux affirmer certaines idées fortes auxquelles je tiens concernant la médecine et réciter mon credo d'une profession unique et grandiose. Même si certains pourraient penser, en me lisant, que j'estime que « tout le monde il est beau tout le monde il est gentil ». Que voulez-vous, c'est ma nature, j'aime le genre humain, et je n'arrive jamais à m'attarder très longtemps sur ses mauvais côtés.

Je veux dire que, si une telle épreuve de la vie est rude, il faut savoir lâcher un peu de lest, laisser les émotions s'exprimer, utiliser le silence de l'écriture.

Je veux rappeler que le médecin est un être humain comme les autres quand il tombe malade : inquiet, faillible, parfois irrationnel voire superstitieux. Un patient impatient. Il est favorisé pour atteindre la bonne filière de soins, certes. Il est sans doute bien placé pour comprendre les choix thérapeutiques, assurément. Mais son expérience et ses connaissances génèrent des angoisses bien spécifiques à sa qualification. Elles ne le protègent pas non plus des aléas des traitements et des dangers de la maladie. Ni de la mort, bien sûr. Le meilleur service que peuvent lui rendre ses soignants est de s'efforcer de le traiter *comme tout le monde*, sans concession, avec les mêmes exigences et la même autorité pour le diriger dans son parcours de soins, et de l'accompagner dans sa douloureuse lucidité, en se méfiant des projections personnelles de ses propres craintes. Surtout quand l'âge, le métier et la situation de famille rapprochent soignants et soignés.

Je veux confier que j'assume la manière dont j'ai informé mes proches tout au long de ma maladie, comme je l'avais décidé lors de la découverte du lymphome. Avec les maladresses que j'ai pu commettre. J'ai choisi la transparence vis-à-vis de mon entourage familial et professionnel, et je ne le regrette pas pour au moins deux raisons. D'abord, c'est une bonne manière d'éviter les fausses rumeurs incontrôlées : plus il y a de flou autour d'une maladie et de son traitement, plus cela laisse de place à l'imagination, à l'irrationnel. Ensuite, en utilisant mes connaissances et mon expérience de la communication adaptée aux situations médicales variées, j'ai souhaité faire œuvre de pédagogie, dédramatiser l'événement quand c'était possible, montrer que cela est tout à fait surmontable pour le commun des mortels. J'ai probablement trop porté l'inquiétude des autres, par moments. Mais les instants les plus difficiles, très peu de gens en ont eu la connaissance exacte sur le moment. Seuls certains membres de ma famille et de rares amis très proches m'ont vu dégueuler, alité, moche, maigre, défiguré et découragé pendant la phase intensive de la chimiothérapie.

Je veux assurer qu'avec le recul la plupart des souvenirs de la période de chimiothérapie, s'ils n'ont pas entièrement disparu, se sont vidés de leurs émotions négatives, des sentiments de douleur, de rage ou de détresse qui ont pu les accompagner sur le moment. J'ai oublié la plupart des effets indésirables des perfusions, et je dois rappeler que ceux que j'ai subis ne surviennent pas chez tous les malades : j'ai connu d'autres personnes soignées pour un lymphome qui ont eu peu ou pas de vomissements. J'y pense et j'en parle de façon détachée, maintenant. Il m'aura fallu environ un an : quatre saisons – un cycle.

Le temps, pour les douleurs morales de toute nature, reste l'allié indéfectible, le plus sûr. L'homme peut montrer une capacité à digérer des traumatismes parfois effroyables, bien supérieurs à ceux d'une maladie passagère bien soignée comme la mienne. La guerre, les tortures, la déportation, une maltraitance dans l'enfance... Le psychologue Boris Cyrulnik a remis à l'honneur le vieux terme, mal connu, de résilience.

J'ai eu une certaine chance. Celle d'avoir un cancer avec un bon espoir de guérison d'abord et surtout, ce qui doit faire relativiser (tiens, encore ce mot !) l'impression d'un certain courage ou d'héroïsme qui pourrait se dégager d'un tel récit. Comme dit la campagne d'affichage – bien faite – de l'INCa : « Il y a deux millions de héros ordinaires du cancer en France »...

Chance aussi d'avoir eu des douleurs révélatrices précoces, rares dans le lymphome (merci au gros ganglion qui s'est perforé dans l'intestin et a permis la découverte rapide de ma maladie).

Je veux proclamer que j'ai été très bien soigné, comme on l'est encore aujourd'hui en France, qu'on soit pauvre ou riche, dans un système de santé auquel j'ai la chance de participer et que je continuerai à faire fonctionner aussi bien que possible, pour maintenir une accessibilité de tous à la meilleure médecine. Mais aussi qu'il y a lieu, à l'avenir, de s'inquiéter de la baisse de l'offre de soins contrastant avec les besoins sans cesse croissants de la population, et de la surcharge de travail des professionnels de santé insuffisamment reconnue.

Je veux confier qu'il m'a été donné de prendre la mesure de l'amour infrangible des miens et de la fidélité de mes amis.

J'ai pu réapprendre que vivre, c'est accepter de prendre des risques dans ses choix intellectuels, professionnels et affectifs. En se trompant parfois, mais sans regrets. « Va jusqu'au bout de tes erreurs, au moins de quelques-unes, de façon à en bien pouvoir observer le type. Sinon, en t'arrêtant à mi-chemin, tu iras toujours aveuglément reprenant le même genre d'erreurs, de bout en bout de ta vie, ce que certains appelleront ta "destinée". L'ennemi, qui est ta structure, force-le à se découvrir. Si tu n'as pu gauchir ta destinée, tu n'auras été qu'un appartement loué. » (Henri Michaux, *Poteaux d'angle.*)

Je veux dire que vivre, c'est être généreux, et mettre toute son énergie et ses dons au service de ses rêves, de ses projets, de ses choix de vie et c'est partager ce qu'on peut donner, et faire œuvre d'ingérence partout où nous croisons une quelconque forme de souffrance. Comme dit la parabole, celui qui a des talents (il s'agit d'une monnaie) ne doit pas les laisser dormir sous son matelas. Se passionner pour tout ce qu'on entreprend, fuir l'hédonisme ambiant. Comme l'énonçait Flaubert, on ne fait rien de grand sans un peu de fanatisme.

Vivre c'est ne pas laisser le découragement envahir son esprit, du moins jamais plus de vingt-quatre heures.

Je veux redire enfin que la vie dépasse tout, efface les grandes douleurs et mérite qu'on la célèbre à toute heure. *Gracias a la vida.*

J'ai eu le bonheur d'enfiler à nouveau la blouse blanche. Écrire ce livre dans le silence des nuits fut une belle expérience pour moi, mais je serai quand même plus utile dans mon rôle de médecin.

Guérir pour soigner mieux.

Remerciements

À Solange, Élie, Gabriel, Jeanne et Colombe.

À mes parents, mes frères et sœurs, ma famille élargie et tous mes amis. En particulier Freddy, Olivier, Marc, Xavier, Philippe, Florence et Paule.

À mes soignants.

À tous mes collègues, celles et ceux qui sont cités dans le manuscrit et les autres, et d'une manière générale à tous ceux qui œuvrent pour la santé des hommes sur cette terre.

À mes étudiants, ces médecins de l'avenir, pour qu'ils aient une idée de la source de mon enthousiasme et le partagent.

À Évelyne Sullerot, ma tante, pour ses précieux conseils. Merci aussi à Daddy, Olivier et Jean pour leur lecture critique du manuscrit.

À Denis Maraval, pour son accueil chaleureux aux éditions Fayard.

Table des matières

TROISIEME PARTIE :

LA CONSOLIDATION

QUATRIEME PARTIE :

RETOUR A LA VIE NORMALE

« Pour l'éditeur, le principe est d'utiliser des papiers composés de fibres naturelles, renouvelables, recyclables et fabriquées à partir de bois issus de forêts qui adoptent un système d'aménagement durable.

En outre, l'éditeur attend de ses fournisseurs de papier qu'ils s'inscrivent dans une démarche de certification environnementale reconnue. »

Achevé d'imprimer en France
par Dupli-Print à Domont (95)
en juillet 2012
N° d'impression : 207630
Dépôt légal : juin 2008
35-57-3895-6/05

la fin du ttt.

Il dit que l'équipe soignante va lui manquer mais il sait que s'attacher à cette équipe n'est pas bon

Dernier chimio il sort soulagé

Peur de replonger psychologiquement avec les maladies de patients qu'il va voir

La psy lui dit que de parler des exp pourrait destabilisé le patient et lui faire perdre confiance.

IV ème partie

Remettre la blouse

W à 1/2 temps

Diagnostic de rémission sur guérison

il se sent liberer du poid de l'inquiétude

Retrait de la chb implantable

XXI Seminaire sur l'annonce des maladie grave.

Lit article sur sa maladie.

XXII

XXIII

parle des ≠ sorte d'acceptatio

Combattant · realiste

parle de l'acharnement thérapeutiq

Récidive ?

douleur ~~somatique~~ avant l'examen

radio, boule déjà existante

peur constante de retomber

malade

? rémission

=> p 260

avant/après vision ≠

le corps ≠,

p 261

→ stabilisation de cancer.